MW01420609

Perder peso sin perder la cabeza

Riccardo Dalle Grave

Terapias Verdes
Los libros de la salud

Edición original
Perdere peso senza perdere la testa, de R. Dalle Grave.
©2002 Positive Press, Verona, Italia.

Edición española
©2003 Terapias Verdes, S.L.
Aragón 259, 08007 Barcelona.

Traducción: **Juieta Carmona Lombardo**
Diseño de la colección: **Toni Miserachs**

Impreso en Argentina por Editorial Atlántida S.A.
Azopardo 579, Buenos Aires, Argentina.
Hecho el depósito que marca la Ley 11.723.

Esta edición se terminó de imprimir en el mes de mayo de 2005 en los talleres gráficos Longseller S.A., Buenos Aires, Argentina.

ISBN: 950-08-3045-0

Quedan rigurosamente prohibidas, sin la autorización escrita de los titulares del copyright, bajo las sanciones establecidas por las leyes, la reproducción total o parcial de esta obra por cualquier medio o procedimiento, comprendidos la reprografía y el tratamiento informático, y la distribución de ejemplares de ella mediante alquiler o préstamo públicos.

La BIBLIOTECA DE LA SALUD NATURAL se propone ofrecer unas guías claras, prácticas y fiables de MEDICINA INTEGRADA, explicando para cada enfermedad cuál es el tratamiento médico tradicional y cuáles son los tratamientos propuestos por las medicinas alternativas.

Hay que indicar, no obstante, que los libros de la BIBLIOTECA DE LA SALUD NATURAL no pretenden sustituir los consejos de los profesionales de la medicina. Antes de adoptar cualquier decisión se recomienda efectuar las consultas médicas necesarias a fin de establecer un diagnóstico correcto y ser aconsejado respecto de los diversos tratamientos propuestos.

Índice

Introducción ... 11

Antes de empezar: prepararse para el viaje hacia el peso adecuado ... 14
La obsesión del peso ... 14
El peso adecuado: cuál es y cómo calcularlo ... 17
¿Necesito perder peso? ... 19
¿Cuáles son las causas de mi sobrepeso u obesidad? ... 24
Verifique si sus motivaciones para perder peso son razonables ... 24
Compruebe si está listo para empezar el programa ... 27
Valore si sus objetivos concuerdan con los del programa ... 27
Indicaciones sobre el uso del programa ... 27
Contraindicaciones sobre uso del programa sólo como autoayuda ... 29
Algunos consejos para usar el programa de la mejor manera ... 30
Antes de empezar el programa responda a estas preguntas ... 30

Paso 1 - Llevar un diario y controlar el peso semanalmente ... 32
Actividades del paso 1 ... 32
Síntesis de las actividades del paso 1 ... 41
Evaluación semanal ... 41
Cuándo pasar al paso siguiente ... 42

Paso 2 - Comer regularmente y desarrollar una actividad física sana ... 43
Actividades del paso 2 ... 43
Síntesis de las actividades del paso 2 ... 52
Evaluación semanal ... 52
Cuándo pasar al paso siguiente ... 53

Paso 3 - Controlar los estímulos que llevan a comer en exceso   54
Técnicas de control de los estímulos   54
Actividades del paso 3   61
Síntesis de las actividades del paso 3   62
Evaluación semanal   64
Cuándo pasar al paso siguiente   65

Paso 4 - Identificar las situaciones de alto riesgo y usar actividades alternativas   66
Actividades del paso 4   66
Síntesis de las actividades del paso 4   73
Evaluación semanal   73
Cuándo pasar al paso siguiente   75
Evaluación general sobre la evolución del programa   75

Paso 5 - Resolver los problemas que llevan a comer en exceso y a no desarrollar una actividad física   77
Síntesis de las actividades del paso 5   81
Evaluación semanal   82
Cuándo pasar al paso siguiente   84

Paso 6 - Aprender a aceptar el propio peso adecuado   85
La imagen corporal   85
Actividades del paso 6   87
Síntesis de las actividades del paso 6   97
Evaluación semanal   97
Cuándo pasar al paso siguiente   99

Paso 7 - Mantener el peso adecuado y prevenir las recaídas   100
Revisar los resultados obtenidos con el programa   100
Prevenir las recaídas   103
Últimas actividades del programa   106
Hacer una evaluación cada 15 días   109

Apéndice A   113
Los grupos alimenticios y el sistema de intercambio de los alimentos   113
    1. Grupo del pan, los cereales, el arroz y la pasta   115
    2. Grupo de la carne, las aves, el pescado, los huevos y las legumbres   116
    3. Grupo de la leche, el yogur y el queso   117
    4. Grupo de la verdura   118

5. Grupo de la fruta	119
6. Grupo de los aderezos, los dulces y el alcohol	120
Esquemas alimenticios para perder peso	122
Esquemas alimenticios para mantener el peso	123
Pesos de algunos alimentos y unidades de medida	125
La pirámide guía de los alimentos: una guía para la elección de los alimentos diarios	126
Apéndice B	127
Ejercicios de gimnasia calisténica y con pesas	127
Ejercicios de gimnasia calisténica	129
Ejercicios con pesas libres	133
Apéndice C	137
Consejos a los terapeutas sobre cómo utilizar el programa	137
Apéndice D	141
Algunos consejos a los familiares y amigos	141

Introducción

He querido escribir este libro porque, tras muchos años de investigación y tratamiento a tiempo completo de los trastornos en el comportamiento alimenticio y la obesidad, me he dado cuenta de que muchas personas con problemas de peso querrían cambiar, pero se topan con numerosos obstáculos, ya sea porque no tienen suficiente dinero para iniciar una terapia, o bien porque en la zona en la que viven no encuentran especialistas capacitados para resolver su problema o, si los hay, a menudo éstos no poseen una preparación científica adecuada. Algunos estudios llevados a cabo en Inglaterra, Estados Unidos e Italia demuestran que la autoayuda puede constituir una forma de superar muchos obstáculos. Este factor ha sido el que me ha decidido a poner al alcance del público el programa que mi equipo y yo usamos desde hace ya algunos años.

Este manual, última versión del programa desarrollado por la Casa di Cura Villa Garda y el centro ADA, es un extracto de las técnicas más importantes y eficaces para conseguir y mantener el peso adecuado según lo que he comprobado a lo largo de mi experiencia clínica.

El texto está estructurado de manera que pueda ser utilizado sin ninguna ayuda, aunque el apoyo de otra persona que conozca bien el programa no podrá ser más que útil. Ahora bien, los mejores resultados se obtienen utilizando el libro con la ayuda de un terapeuta especializado en el tratamiento de la obesidad, que conozca el método y sea capaz de proporcionar apoyo emocional y comprensión y que pueda sugerir técnicas para superar los eventuales obstáculos. En Italia hay cada vez más terapeutas que utilizan este programa.

Debo advertir que no conviene empezar el programa sin haber leído antes el capítulo «Antes de empezar», que además de describir detalladamente los motivos por los que el peso adecuado es el único objetivo posible y proporcionar los datos para calcularlo bien, dedica una gran parte a evaluar si la persona necesita verdaderamente perder peso, si está lista para empezar el programa y si sus motivos son aceptables. De hecho, muchos estudios demuestran que uno de los principales motivos de fracaso de los tratamientos que se ofrecen para combatir la obesidad es que a menudo se empiezan en momentos inapropiados o con motivos erróneos. Dicho capítulo también incluye las indicaciones y contraindicaciones sobre el uso del programa y proporciona consejos para hacer uso de este manual de la mejor manera.

El programa consta de 7 pasos que deben seguirse uno tras otro. En cada fase se añade algo a la precedente.

Los 7 pasos son:
    Paso 1 - Llevar un diario y controlar el peso semanalmente
    Paso 2 - Comer regularmente y practicar una actividad física sana
    Paso 3 - Controlar los estímulos que llevan a comer en exceso
    Paso 4 - Identificar las situaciones de alto riesgo y emplear actividades alternativas
    Paso 5 - Resolver los problemas que llevan a comer en exceso y a no practicar una actividad física
    Paso 6 - Aprender a aceptar el peso adecuado
    Paso 7 - Mantener el peso adecuado y prevenir las recaídas

Cada paso se divide en 2 partes: la primera presenta las actividades que hay que practicar y la segunda contiene el esquema de la evaluación concebida para comprobar el funcionamiento del programa.

Las actividades semanales enseñan a conseguir y mantener el peso adecuado no sólo a través de la dieta. A diferencia de la mayoría de programas tradicionales de tratamiento de la obesidad, estos ejercicios enseñan también varias técnicas para modificar la relación con la comida, el peso y la actividad física. Ayudan a afrontar de forma adecuada las situaciones de riesgo que facilitan la pérdida de control y obstaculizan el mantenimiento de estilo de vida saludable. Para facilitar la ejecución de las actividades, cada ejercicio es ilustrado con un ejemplo de algún paciente, cuyo nombre he cambiado por razones de privacidad.

El modelo de alimentación propuesto es una adaptación del sistema de intercambio desarrollado por la Asociación Americana de Dietistas y por la Asociación Americana para la Diabetes. A lo largo de los años, mi equipo ha comprobado lo fácil que es aprender dicho sistema: ha satisfecho a la mayoría de pacientes que he tratado porque permite que se varíe la alimentación según las necesidades y preferencias de cada uno, sin comer en exceso ni modificar el contenido calórico y la composición cualitativa de la alimentación indicada por el manual.

El programa de actividad física propuesto se basa en los resultados obtenidos en numerosas investigaciones publicadas en los últimos años, que han demostrado que unos niveles moderados de actividad física son más que suficientes para reducir el riesgo de mortalidad y para mantener un peso saludable durante más tiempo.

Las técnicas para identificar las situaciones de alto riesgo, para encontrar actividades alternativas a la comida, resolver los problemas y aceptar el peso adecuado se basan en trabajos clínicos y de investigación elaborados por la escuela cognitivo-conductual en el ámbito de la obesidad.

La evaluación semanal, concebida como una autovisita de control, está colocada al final de cada sección y sirve para ayudar al lector a evaluar si ha realizado correctamente las actividades de la semana, si ha encontrado problemas y en qué puntos deberá esforzarse más.

Los familiares y amigos que quieran servir de ayuda y los terapeutas que deseen utilizar el manual en forma de autoayuda guiada deberán leer respectivamente «Algunos consejos a familiares y amigos» y «Consejos a los terapeutas», que se incluyen al final del libro, en dos últimos apéndices.

La duración del programa hasta llegar al peso adecuado puede variar entre un mínimo de 4 meses y un máximo de 6. Esto se debe a que la aplicación de las técnicas que proponemos requiere tiempo, y ese tiempo puede variar con cada persona. Algunas personas no encuentran ninguna dificultad en hacer los ejercicios; en cambio otras deben dedicarle a la misma sección más de una semana. Pero es esencial que durante ese período de tiempo se practiquen todas las actividades semanales propuestas, incluso aquellas que a primera vista puedan parecer inútiles: no sirve de nada aprender la teoría de las diferentes estrategias si luego no se practican con constancia. Tanto si se inicia este programa individualmente, a modo de autoayuda, como con el apoyo de alguien, la experiencia personal es la clave para conseguir controlar el peso para siempre. Una vez llegados al peso adecuado se deberán seguir aplicando las técnicas aprendidas y hacer una evaluación quincenal durante al menos un año.

Dr. Riccardo Dalle Grave

Antes de empezar: prepararse para el viaje hacia el peso adecuado

Antes de emprender un viaje normalmente se establecen detalles como los medios de transporte que hay que usar para llegar al lugar previsto con el fin de reducir al máximo posible los eventuales inconvenientes.

De la misma forma, antes de afrontar un programa de pérdida de peso hay que preparase con sumo cuidado; eso le permitirá prever y evitar los inconvenientes que podrían alejarlo de su objetivo. Prepararse adecuadamente para perder peso supone analizar sus motivos, sopesar si está usted listo para empezar el programa, si está de acuerdo con los objetivos del programa y qué opciones de cambio debe elegir. Pero antes veamos por qué el peso adecuado es el único objetivo posible.

La obsesión del peso

La persona que padece de sobrepeso u obesidad está angustiada por dos obsesiones: su peso supera ampliamente el peso ideal de las tablas de seguridad y su aspecto físico es muy diferente del ideal estético que marca nuestra sociedad. Como veremos en las páginas siguientes, estos objetivos *ideales* son, en la mayoría de los casos, inalcanzables y el único objetivo posible es lo que se conoce como «peso adecuado». Pero antes de explicar con detalle de qué se trata debemos analizar por qué los objetivos del peso ideal y del peso estético no son metas realistas en el caso de las personas con sobrepeso u obesas.

El peso ideal

El concepto de peso ideal nació de un estudio llevado a cabo por una sociedad norteamericana sobre la póliza de seguros de 26 empresas de Estados Unidos y Canadá. En dicha investigación se intentó determinar cuál era el peso que, asociado a determinada altura, permitía la máxima esperanza de vida. Se realizaron dos ediciones de las tablas, la primera en 1959 y la segunda en 1983. Los médicos las han usado muchísimo porque, además de orientar sobre el peso que garantiza mayor esperanza de vida, también resultaron útiles para clasificar el grado de obesidad.

Desgraciadamente, todas las investigaciones que han evaluado los resultados de los tratamientos adelgazantes han demostrado que, con los programas terapéuticos de los que disponemos, no es posible lograr que la mayoría de las personas con problemas de peso alcancen el peso ideal. En quince años de experiencia clínica en la cura de la obesidad yo también he podido observar lo mismo: el objetivo del peso *ideal* no es realista para la mayor parte de las personas con sobrepeso u obesas.

El peso estético
Hace muchos años que la sociedad nos empuja a estar delgados, cada vez más delgados. En 1976, por ejemplo, la modelo Twiggy alcanzó una popularidad internacional y se convirtió en un modelo de belleza con su esquelético cuerpo. Una investigación llevada a cabo en el concurso de Miss América confirmó este fenómeno: a partir de los años 60 se produjo una reducción progresiva del peso y la talla de las participantes finalistas. No está de más constatar que su peso ha estado siempre muy por debajo del que recomiendan las tablas del peso ideal (concretamente del 12,4% en el período comprendido entre 1959 y 1970, del 15,4% entre 1970 y 1978 y del 15% al 17% entre 1979 y 1988).

Todo esto ha influenciado lentamente en los gustos de la población y la delgadez se ha convertido en un símbolo de belleza, autocontrol y éxito. Por lo tanto, es evidente que si el peso ideal no es un objetivo alcanzable, el peso estético, que en algunos casos es un 15% inferior al ideal, es absolutamente inviable. Es más, intentar alcanzarlo puede hacer que algunas personas predispuestas desarrollen graves trastornos en el comportamiento alimenticio, como la anorexia nerviosa o la bulimia nerviosa.

¿Por qué no es posible alcanzar el peso ideal y el peso estético?
A pesar de que en nuestra cultura se crea que con un poco de buena voluntad es posible modificar el peso corporal como se quiera, nuestro cuerpo a lo largo de su evolución ha desarrollado sofisticados mecanismos biológicos y psicológicos para defenderse de la dieta y el adelgazamiento. Estos mecanismos explican por qué no es posible alcanzar y mantener en el tiempo el peso ideal y el peso estético. Analicémoslos juntos.

Reducción del consumo de energía
Mientras más escasa es la cantidad de alimentos y calorías que le proporcionamos al organismo, más se *adapta* y ahorra energía, es decir,

consume menos calorías. Este mecanismo de conservación de la energía es muy útil si nos encontramos faltos de comida, como en los períodos de escasez, en casos de pobreza o perdidos en una isla desierta, pero no lo es cuando llevamos una dieta adelgazante: de hecho, lo que ocurre es que perdemos peso cada vez más lentamente, aunque continuemos con una dieta con el mismo contenido de calorías.

Otra de las razones que hace que el cuerpo consuma menos energía es que con la dieta no sólo perdemos grasa sino también una cantidad considerable de masa muscular, que ronda el 25% de la pérdida total de peso. Mientras menos músculo se tenga menos energía se consume.

Alteración de los mecanismos de hambre y saciedad
Unos estudios recientes han demostrado que cuando seguimos una dieta en nuestro cuerpo se modifican los niveles de algunas sustancias que inciden en los estímulos de hambre y saciedad.

Por ejemplo, en un estudio llevado a cabo en personas que seguían una dieta se constató una notable disminución de una sustancia llamada leptina. Hoy en día los expertos sostienen que la leptina puede actuar como una señal que informa a nuestro cerebro de la cantidad de grasa depositada en el cuerpo; si a continuación de una dieta la grasa disminuye, entonces también disminuye la cantidad de leptina. Al parecer, la disminución de los niveles de leptina provoca una disminución de la sensación de saciedad. En otras investigaciones se ha constatado que con la dieta, además de una disminución de leptina, se observa también un aumento de la producción de otra sustancia, el «neuropéptido Y», que desempeña un papel importante en el estímulo del hambre.

Por consiguiente, las investigaciones neurobiológicas explican los motivos por los que, cuando una persona sigue una dieta estricta durante mucho tiempo, tiene más dificultades para controlar la alimentación puesto que tiene más hambre y menos sensación de saciedad.

Efectos psicológicos de la dieta
Los estudios realizados hasta ahora sobre los efectos psicológicos de la dieta en las personas con problemas de exceso de peso han desembocado en conclusiones opuestas: unos demuestran la aparición de reacciones negativas, otros, en cambio, hablan de beneficios o de ningún cambio.

Según el profesor Stunkard, un conocido experto en estos problemas, los efectos negativos de la dieta tienen tanto una causa psicológica como una causa biológica. Desde el punto de vista psicológico muchas personas que están a dieta se sienten eufóricas cuando consiguen una notable disminución de peso. Pero cuando se percatan de que el adelgazamiento no sirve para lograr lo que deseaban (más autoestima, por ejemplo, o más consideración por parte de los demás), al principio se muestran irritables y luego deprimidos: cuando están en ese estado se refugian en la comida como consolación por la propia soledad y la insatisfacción. En cambio, desde un punto de vista biológico, se podría pensar que algunas emociones negativas, como la ansiedad y la depresión, ligadas a la dieta y probablemente relacionadas con la modificación de algunos neurotransmisores cerebrales, como por ejemplo la serotonina, son mecanismos de defensa que el organismo pone en marcha para hacer que no nos contengamos con la comida y, de esta manera, acercar el peso a un nivel biológico más ajustado.

Una persona con problemas de obesidad, especialmente si pierde mucho peso, se encuentra en unas condiciones biológicas y psicológicas más bien desfavorables: su cuerpo aprende a consumir cada vez menos energía; sus mecanismos de control del hambre y de la sensación de saciedad se modifican para hacer que coma cada vez más; las emociones negativas, como la ansiedad o la depresión, ligadas a la pérdida de peso, pueden actuar como un factor desinhibidor y provocar una pérdida de control y el abandono de la dieta.

Creo que ahora el lector puede entender mejor que la dieta por sí sola no basta para perder peso e incluso puede presentar diversas dificultades. Por este motivo, lo que propongo no es un simple programa de adelgazamiento sino una verdadera y apropiada estrategia de modificación del estilo de vida para ayudar a conseguir y mantener un peso adecuado, aunque muchos factores biológicos, psicológicos y sociales favorezcan el proceso contrario.

El peso adecuado: cuál es y cómo calcularlo

¿Vale de veras la pena emprender esta guerra contra el exceso de peso? Yo diría que sí, si consideramos que es una condición que puede provocar muchos problemas de salud, que van desde el riesgo de muerte prematura hasta trastornos médicos y psicológicos que pueden comprometer seriamente nuestra calidad de vida (véase tabla P.1).

Pero, ¿cómo pueden evitarse los trastornos provocados por la obesidad si, como hemos dicho, el organismo humano se defiende ferozmente ante la pérdida de peso?

Afortunadamente, muchas investigaciones efectuadas en los últimos años han demostrado que los programas destinados a producir una modificación duradera del estilo de vida (como el que presentamos en

Tabla P.1 Riesgo relativo de problemas de salud asociados a la obesidad

Riesgo elevado (riesgo relativo > 3)*	Riesgo moderado (riesgo relat. 2-3)*	Riesgo leve (riesgo relativo 1-2)*
Diabetes no insulinodependiente	Enfermedades cardiovasculares	Cáncer (de mama en mujeres en postmenopausia; endometrio, colon)
Cálculos en el colecisto	Hipertensión arterial	
Dislipidemia	Artrosis (rodilla)	Anomalías en las hormonas reproductoras
Resistencia insulínica	Hiperuricemia y gota	Síndrome del ovario policístico
Insuficiencia respiratoria		Problemas de fertilidad
Apneas nocturnas		Dolores de espalda
		Aumento del riesgo anestésico
		Defectos fetales asociados a la obesidad materna

* Todos los riesgos son estimaciones aproximadas.
(Report of WHO. *Consultation on Obesity (1997), Obesity preventing and managing the global epidemic*. Ginebra: World Health Organization).

este libro) pueden ayudar a muchos individuos que padecen de sobrepeso o son obesos a conseguir en casi 6 meses una pérdida de peso de un 10% y a mantener ese resultado a lo largo del tiempo. Otros estudios recientes han demostrado que una pérdida de peso de un 10% puede reducir las principales complicaciones médicas derivadas del exceso de peso. Ésta es la razón por la que hoy en día las asociaciones médicas internacionales aconsejan a aquellos que quieren adelgazar por motivos de salud una disminución de peso de un 10%*. En la mayoría de personas con obesidad el descenso del 10% da lugar a importantes beneficios de carácter psicológico: una notable mejoría en el humor, en la imagen de sí mismas, la autoestima y la relación con los demás.

*Datos extraídos de las *Clinical Guidelines on the Identification, Evaluation and Treatment of Overweight and Obesity in Adults,* del National Institute of Health de Estados Unidos (junio 1998).

Finalmente, en lo que a esperanza de vida se refiere, un estudio publicado hace poco ha demostrado que en las mujeres con problemas de salud ligados a la obesidad y tras 12 de años de observación, un adelgazamiento intencionado de 0,5-9 kg determina una reducción del 20% de la mortalidad total, del 40-50% de la mortalidad por cáncer vinculado a la obesidad, y del 30-40% de la mortalidad relacionada con la diabetes.

Recapitulemos: una disminución de peso de un 10% es realista, beneficiosa para la salud y, a diferencia de los adelgazamientos excesivos, puede mantenerse a lo largo del tiempo. Dicha disminución permite alcanzar el famoso peso adecuado, es decir el peso que puede alcanzarse razonablemente y mantenerse y que permite establecer buenas condiciones de salud, físicas, psicológicas y sociales.

Cada uno de ustedes podrá calcular de forma sencilla su peso adecuado, al que llegará aplicando este programa. Por ejemplo: si una persona pesa 100 kg, su peso adecuado serían 90 kg (100 kg menos el 10%).

Mi peso actual es .... kg
Mi peso adecuado es .... kg

Con respecto a la velocidad de adelgazamiento, puede variar entre 250 g y 1 kg por semana; mientras mayor sea el peso inicial, mayor será la cantidad de peso que se perderá semanalmente. Con esta velocidad debería ser posible alcanzar el peso adecuado en aproximadamente 6 meses.

Tras 6 meses de adelgazamiento, la pérdida de peso se reduce cada vez más hasta llegar en algunos casos a estancarse. Por lo tanto, pasados los 6 meses es mejor intentar mantener el peso obtenido y pasar al programa de mantenimiento.

Una vez conseguido el 10% de pérdida de peso, y tras haber mantenido el peso adecuado durante al menos 6 meses, se podrá pensar eventualmente en una moderada disminución del peso.

¿Necesito perder peso?

Para entender si es oportuno que usted pierda peso, deberá tener en cuenta tres elementos: 1. el grado de sobrepeso u obesidad; 2. el grado de obesidad abdominal; 3. la presencia de eventuales factores de riesgo cardiovasculares.

¿Cuál es mi grado de sobrepeso y obesidad?
Para cuantificar el sobrepeso y la obesidad en los adultos, los médicos utilizan normalmente el índice de masa corporal, o IMC, porque, a diferencia del simple valor del peso, el IMC indica con mayor precisión la cantidad de grasa corporal. Se calcula dividiendo el peso en kilos por el cuadrado de la altura expresada en metros (kg / m^2). Por ejemplo, si usted mide 1,63 y pesa 85 kilos: 85 (kg) / 1,63^2 (m^2) = 32. Su IMC es de 32. La mayoría de estudios ha revelado la existencia de una relación entre el IMC y el riesgo de muerte dentro de un determinado período de tiempo. Parece ser que el menor riesgo lo sufren aquellas personas cuyo IMC esté comprendido entre 18,5 y 24,9; el mayor riesgo lo sufren aquellos cuyo IMC es muy elevado o muy bajo.

Si consulta la tabla* que aparece a continuación podrá calcular si su IMC corresponde a un peso excesivo, y qué tipo de riesgo supone para su salud.

IMC	Categoría de peso	Nivel de riesgo
<18,5	Peso inferior al normal	Complicaciones ligadas a la desnutrición
18,5-24,9	Peso normal	Normal
25,0-29,9	Sobrepeso	Incrementado
30,0-34,9	Obesidad de clase I	Moderado
35,0-39,9	Obesidad de clase II	Serio
>40	Obesidad de clase III	Muy serio

Ahora intente calcular su IMC y a qué nivel de peso pertenece:

Mi IMC es:

peso .... (kg)/**altura**^{2} .... (m^2) = ...

según mi IMC, pertenezco al nivel ....

Si no le gusta hacer cálculos matemáticos puede utilizar el nomograma que aparece en la figura P.1.

¿Cuál es mi grado de obesidad abdominal?
La presencia de una cantidad excesiva de grasa a nivel abdominal a menudo se asocia con muchos problemas médicos como la diabetes de

* Report of WHO. *Consultation on Obesity (1997). Obesity preventing and managing the global epidemic.* Ginebra: World Health Organization.

Figura P.1 | Nomograma para calcular el IMC

Para calcular el IMC debe alinear con una regla el valor de la altura con el del peso. El punto de encuentro con la escala del IMC representa el propio IMC.

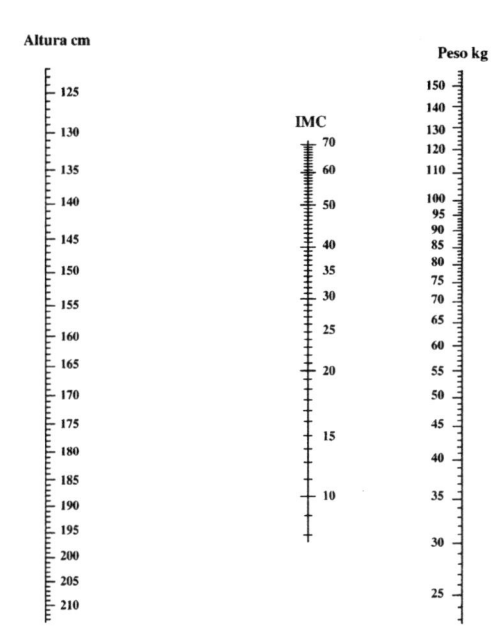

```
Altura cm                                          Peso kg

  125                                                150
                                                     140
  130                        IMC                     130
                              70                     120
  135                         60                     110
  140                         50                     100
                                                      95
  145                         40                      90
                                                      85
  150                         35                      80
                                                      75
  155                         30                      70
                                                      65
  160                         25                      60
  165                         20                      55
  170                                                 50
  175                                                 45
                              15
  180                                                 40
  185
  190                         10                      35
  195
  200                                                 30
  205
  210                                                 25
```

De: Thomas A.E.: *A Nomograph method for assessing body weight* (Am J Clin Nutr 29, 302-304, 1976).

tipo II, la hipertensión arterial, la dislipidemia y las enfermedades cardiovasculares. Una persona posee una excesiva cantidad de grasa abdominal si el diámetro de su cintura es de: *

en los hombres >102 cm
en las mujeres >88 cm

La medición del diámetro de la cintura es útil para los que tengan un IMC inferior a 35; por encima de ese valor la cintura no revela ningún

* Datos extraídos de las *Clinical Guidelines on the Identification, Evaluation and Treatment of Overweight and Obesity in Adults,* del National Institute of Health de Estados Unidos (junio, 1998).

tipo de posible enfermedad, por este motivo no es necesario que se la midan aquellos cuyo IMC es mayor o igual a 35.

El diámetro de la cintura se mide por encima del margen superior de la cresta ilíaca, como indica la figura P.2.

El diámetro de mi cintura es de .... cm.

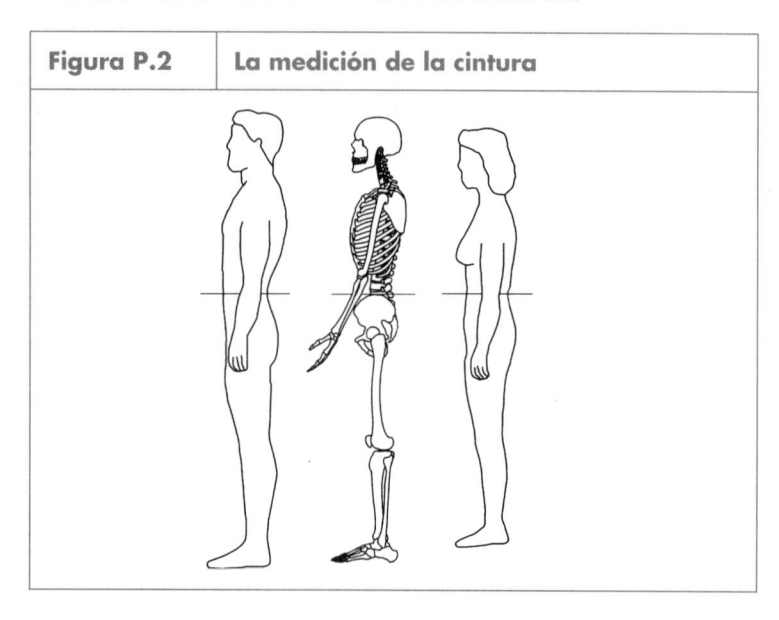

Figura P.2	La medición de la cintura

¿Poseo factores de riesgo cardiovascular?
Son numerosos los factores de riesgo que pueden contribuir a que estemos expuestos a los riesgos vinculados al exceso de peso: para evaluar la necesidad de perder peso es necesario tener en cuenta estos elementos. De hecho, mientras mayor sea el número de «factores de riesgo», mayor es la probabilidad de padecer enfermedades cardiovasculares.
¿Estoy expuesto a los siguientes factores de riesgo?*
- humo de cigarrillo ❑ SÍ ❑ NO
- hipertensión (≥140 mm Hg sistólica o ≥90 mm Hg diastólica) o ingesta de fármacos para la hipertensión ❑ SÍ ❑ NO

* La inactividad física y los niveles elevados de triglicéridos (≥200 mg %) supone un aumento del riesgo cardiovascular total todavía no cuantificado, aunque su presencia hace que la necesidad de perder peso sea más apremiante.

- niveles elevados de colesterol LDL
  (≥160 mg %) ❏ SÍ ❏ NO
- niveles bajos de colesterol HDL (<35 mg %) ❏ SÍ ❏ NO
- glucemia alterada en ayunas (entre 110
  y 125 mg %) ❏ SÍ ❏ NO
- antecedentes familiares de enfermedades coronarias prematuras (infarto de miocardio y muerte imprevista antes de los 55 años del padre u otros familiares masculinos de primer grado o antes de los 65 años en el caso de la madre u otras familiares femeninas de primer grado) ❏ SÍ ❏ NO
- edad: hombres ≥45 años, mujeres ≥55años
  o en la postmenopausia ❏ SÍ ❏ NO

¿A cuántos factores de riesgo vinculados con la obesidad estoy expuesto/a? nº ....

Es oportuno perder peso cuando...
Si ha calculado su IMC, el diámetro de su cintura y el número de factores de riesgo vinculados a la obesidad a los que está expuesto, entonces puede evaluar si necesita perder el 10% de peso. De hecho, la pérdida de peso se recomienda en las condiciones siguientes: *

- IMC ≥30
- IMC entre 25 y 29,9 o diámetro de cintura elevado (hombres >102 cm, mujeres >88 cm) con dos o más factores de riesgo asociados (véase más arriba).

Puede ser necesario perder peso, independientemente del IMC, en los casos siguientes:
1. Condiciones de enfermedad (enfermedad coronaria en curso, otras alteraciones ateroscleróticas, diabetes del tipo II, apneas nocturnas);
2. Otras enfermedades asociadas a la obesidad (patología osteoarticular, cálculos biliares y sus complicaciones, estrés).
En estos casos la posibilidad de adelgazamiento se debe sopesar siempre con la ayuda del médico de confianza.

* Datos extraídos de las *Clinical Guidelines on the Identification, Evaluation and Treatment of Overweight and Obesity in Adults,* del National Institute of Health de Estados Unidos (junio, 1998).

En todas las otras condiciones el objetivo debería ser la prevención del aumento de peso.

¿Cuáles son las causas de mi sobrepeso u obesidad?

Hay muchos lugares comunes con respecto al exceso de peso. El más importante y difícil de refutar es el que supone que el sobrepeso se debe exclusivamente a la glotonería y a la avidez. Gran cantidad de estudios han demostrado claramente que no existe una sola causa de obesidad sino que pueden entrar en juego muchos factores (biológicos, conductuales y sociales). Los factores sociales influyen en toda la población de la misma manera, mientras que para algunos individuos los factores biológicos pueden ser más relevantes, y para otros pueden serlo los conductuales. En la tabla P.2 hay una lista de las principales causas de exceso de peso.

Hay muchas personas que tienen costumbres alimenticias similares a las de individuos obesos, viven en la misma sociedad, son sedentarias y aun así se mantienen delgadas: esto demuestra que la obesidad necesita fuertes bases genéticas para manifestarse. En los países en vías de desarrollo, el problema de la obesidad es mucho más raro: queda por tanto muy claro que los factores conductuales y ambientales, en personas predispuestas genéticamente, ejercen un papel fundamental en la determinación del exceso de peso.

Dado que no podemos modificar nuestra genética en un programa de pérdida de peso, deberemos trabajar para modificar los factores conductuales y ambientales, aceptando el peso adecuado que nuestra herencia biológica nos impone.

Verifique si sus motivaciones para perder peso son razonables

Sus motivaciones iniciales tienen relación con el empeño que posteriormente pondrá en el programa: si está motivado, ya está usted en el camino hacia el éxito; si no está motivado, no debería empezar el tratamiento pero puede leer el manual igualmente aunque sólo sea para encontrar información que será útil para aumentar sus motivaciones.

Sopese las ventajas y desventajas del cambio
Tómese el tiempo de rellenar la tabla P.3 haciendo una lista de las ventajas y desventajas que piensa obtener con la pérdida de peso. Intente ser honesto consigo mismo y considerar las ventajas y desventajas en todos los ámbitos: autoestima, humor, relaciones con los demás, miedos, salud, otros.

Tabla P.2 Algunos de los principales factores implicados en el desarrollo de la obesidad

Factores biológicos
- Susceptibilidad genética (responsable del 25-40% de los niveles de IMC)
- Sexo femenino (mayor predisposición a acumular grasa en el glúteo femoral)
- Momentos de la vida que en algunos casos se asocian a un aumento de peso
  período prenatal
  5-7 años
  adolescencia
  primera edad adulta
  embarazo
  menopausia

Factores conductuales y psicológicos
- Excesivo consumo habitual de grasas y energía
- Modalidad de ingesta de la comida (saltearse el desayuno, hacer pocas comidas)
- Niveles bajos de actividad física
- Problemas psicológicos (trastorno de alimentación incontrolada)
- Dejar de fumar
- Fármacos (cortisónicos, antidepresivos tricíclicos, neurolépticos)
- Consumo excesivo de alcohol
- Enfermedades (hipotiroidismo, enfermedad de Cushing, tumores en el hipotálamo)
- Importante reducción de la actividad (por accidente o por suspensión de la actividad deportiva)
- Modificación de las circunstancias sociales (matrimonio, nacimiento de un hijo, trabajo nuevo, cambios de clima)

Factores ambientales e influencias sociales
- Modernización
  aumento de la disponibilidad de comida
  aumento de la vida sedentaria
- Industria de la dieta
- Medios que publicitan los alimentos

Es importante que empiece por las **desventajas de la pérdida de peso**. Si cree que no existen, formúlese la siguiente pregunta: «¿Por qué, aunque quiera adelgazar, sigo teniendo sobrepeso?». Las respuestas pueden ser muchas y son diferentes en cada persona: «Me gusta ir al restaurante porque me relajo y estoy despreocupado»; «No me gusta hacer actividades físicas y no tengo tiempo para hacerlas»; «Cuando estoy ansioso y depresivo como y luego me siento mejor»; «Cocinar elaboradas recetas es mi pasatiempo favorito».

Tabla P.3	Tabla de ventajas y desventajas de la pérdida de peso
Ventajas de la pérdida de peso	Desventajas de la pérdida de peso

El paso siguiente es analizar las **ventajas que obtendrá con la pérdida de peso**. Por lo general, la gente quiere adelgazar por motivos variados: por salud, por cuestiones estéticas, psicológicas, sociales. Los ejemplos siguientes ilustran esa multiplicidad: «Mejoraré mis condiciones de salud», «No sentiré el corazón tan cansado», «Respiraré mejor», «Podré subir escaleras sin jadear», «Aumentaré mi esperanza de vida», «Podré por fin ponerme un bikini», «Cabré dentro de los pantalones», «Conseguiré más seguridad en mí mismo», «Me desearán más los hombres». Las ventajas son numerosas, algunas a corto plazo (como caber en unos pantalones), y otras a largo plazo (como aumentar la esperanza de vida); unas son realistas y otras no.

El ejercicio no debe completarse en un mismo día sino a lo largo de al menos una semana diariamente; hay que extenderse en cada punto y analizar los pros y los contras de forma crítica y objetiva. La tabla P.4

Tabla P.4	Tabla de las ventajas y desventajas de la pérdida de peso de Carla
Ventajas de la pérdida de peso • reducir los niveles de colesterol • sentirme más ligera • reducir el riesgo de enfermedades cardiovasculares • poder ponerme los pantalones del año pasado • tener más posibilidades de encontrar un trabajo • tener más autoestima y confianza en mí misma	Desventajas de la pérdida de peso • reducir la ingesta de dulces • tener que hacer ejercicio aunque no tenga ganas • controlar mis emociones sin recurrir a la comida • tener que decirles a mis amigas que estoy haciendo dieta • hacer sacrificios constantemente

contiene el esquema de ventajas y desventajas de Carla (una persona que ha seguido el programa y que nos acompañará durante todo el libro), quien, tras analizar su tabla, decidió empezar el programa y lo ha terminado con éxito.

Compruebe si está listo para empezar el programa
Si cree que está lo suficientemente motivado como para cambiar, aún queda un factor a considerar, para llegar a estar *listo* para empezar un programa: de hecho, es mejor no empezar hasta que sus probabilidades de lograrlo no hayan llegado al máximo. Si está mudándose de casa, cambiando de trabajo o de escuela, si está a punto de casarse o espera un hijo, o bien si está de vacaciones, es mejor postergar algunas semanas o meses el inicio del programa. Para obtener óptimos resultados es mejor tener entre 4 y 6 meses libres de obligaciones.

Valore si sus objetivos concuerdan con los del programa
Muchas veces el objetivo principal de las personas con problemas de peso es adelgazar mucho: mi programa es incompatible con ese objetivo. Si todavía le quedan dudas al respecto, lea de nuevo los primeros párrafos con atención. Los años de investigación y experiencia clínica demuestran que conseguir y mantener un peso adecuado implica mejorías físicas y psicológicas.

Por otra parte, el programa tiene como objetivo **ayudarle a modificar de forma definitiva su estilo de vida para conseguir y mantener permanentemente el peso adecuado**. Esto significa que deberá aprender a eliminar gradualmente todo tipo de dieta estricta, a reducir los atracones y a aumentar sus niveles de actividad física. Para conseguir mantener para siempre el peso adecuado deberá cambiar su estilo de vida por completo; esto significa que los cambios en la alimentación y en la actividad física deberán continuar posteriormente. No olvidemos que la obesidad es una condición crónica y si se recupera el estilo de vida habitual se recuperará inexorablemente el peso perdido.

Puesto que el objetivo del programa es hacer que usted consiga y mantenga el peso adecuado —que a menudo es muy superior al peso ideal y al peso estético—, la finalidad de este manual es también hacer que se acepte el propio sobrepeso y reducir la excesiva importancia que se le concede al peso y al aspecto físico en la valoración de uno mismo.

Indicaciones sobre el uso del programa
Si sus motivaciones son lo suficientemente fuertes, se siente listo para el

cambio y está de acuerdo con los objetivos del programa, puede utilizar este manual de varias formas:
- **como autoayuda:** haciéndolo todo solo;
- **como autoayuda guiada:** con la ayuda de un terapeuta, aunque no sea especialista, u otra persona que conozca bien el programa (véase el apéndice D sobre cómo llevar a cabo la autoayuda guiada);
- **autoayuda + ayuda terapéutica:** como técnica suplementaria en una terapia normal de tratamiento de la obesidad (terapia de la

---

Tabla P.5   ¿Sufro el trastorno de la alimentación incontrolada o Binge Eating Disorder?

Casi 4 de cada 100 personas obesas sufren este trastorno, que parece estar asociado con el surgimiento precoz de la obesidad, con la dieta y con factores genéticos. Mientras mayor sea el grado de obesidad, mayor es la probabilidad de padecer este trastorno: por ejemplo, las personas con obesidad de grado elevado (IMC ≥40) lo padecen en un 40% de los casos. La aparición del comportamiento alimenticio incontrolado se produce con frecuencia en la adolescencia tardía o en el umbral de los 20 años, y a menudo después de una gran pérdida de peso.

Las características clínicas de este trastorno son las siguientes:
A. Episodios recurrentes de atracones. Un atracón se caracteriza por la presencia de estos dos elementos:
   1) en un tiempo dado (por ejemplo 2 horas), comer una cantidad de alimento mucho más abundante de lo que comería la mayoría de la gente en el mismo tiempo y circunstancias similares
   2) sensación de pérdida de control con la comida durante el episodio (por ejemplo, sensación de no poder parar o bien controlar qué es y cuánto es lo que se está comiendo).
B. Los atracones se asocian con tres (o más) de los síntomas siguientes:
   1) comer mucho más rápidamente de lo normal
   2) comer hasta sentirse placenteramente lleno
   3) comer grandes cantidades de comida aunque no se tenga verdadera hambre
   4) comer solo para evitar sentirse incómodo por la cantidad de comida que se ingiere
   5) sentirse disgustado con uno mismo, depresivo, o con culpa después de los atracones.
C. Sentirse muy a disgusto por no lograr controlarse
D. Darse un atracón al menos 2 días por semana durante 6 meses
E. No utilizar medios de compensación (por ejemplo, uso de laxantes, ayuno, excesivo ejercicio físico).

Muchos estudios han revelado que casi el 50% de los individuos afectados tienen un problema de depresión como trasfondo.
Si piensa que puede padecer este trastorno pero todavía tiene dudas, póngase en contacto con un especialista en los trastornos del comportamiento alimenticio.

obesidad llevada a cabo por un terapeuta que conozca bien este programa);
- **autoayuda + otras formas de ayuda:** por ejemplo, como técnica suplementaria en los grupos de autoayuda para personas obesas.

El programa está especialmente recomendado para las personas obesas afectadas por trastornos de alimentación incontrolada, pero deberán seguir las propuestas alimenticias específicas para su problema en el paso 2. Para determinar si sufre trastornos de alimentación incontrolada deberá contestar a las preguntas de la tabla P.5.

NOTA: Si desea usar el programa sin la ayuda de un médico, sería mejor que antes de empezar consultase con su médico de cabecera para evaluar y solventar los posibles problemas médicos vinculados a la obesidad.

Contraindicaciones sobre uso del programa sólo como autoayuda

No debe utilizar el programa como autoayuda si se encuentra en las siguientes condiciones:
- si tiene un peso normal o por debajo de lo normal: si tiene un IMC inferior a 25 y no tiene un diámetro de cintura elevado (>102 cm los hombres y >88 cm las mujeres);
- si está embarazada: el programa no puede llevarse a cabo sin consultar previamente con el ginecólogo;
- si padece enfermedades graves (cardiovasculares, endocrinas, gastrointestinales, respiratorias, metabólicas, inmunológicas, neoplásticas, renales, neurológicas, psiquiátricas): el programa no debe usarse sin haber consultado antes con su médico.
- si padece una depresión grave: en tal situación es difícil estar lo suficientemente motivado como para cambiar, por tanto no se consigue utilizar bien el programa. En esos casos es mejor acudir a un profesional;
- si tiene problemas para controlar los impulsos: si además de padecer obesidad usted tiene problemas con el alcohol, las drogas o la autolesión repetida, sería mejor recurrir a la ayuda de un profesional puesto que este programa quizá no sea suficiente para resolver su problema.

Algunos consejos para usar el programa de la mejor manera

1. **Para aprender a dominar de forma permanente los problemas de peso se necesita tiempo.** Intente no esperar una mejoría inmediata y no desanimarse si al principio los resultados no son espectaculares.

2. **No espere progresos fáciles y continuos.** De hecho, en la mayoría de los casos la mejoría es irregular: los momentos positivos se alternan con los que parece que todo vaya mal. Acostúmbrese a no evaluar la progresión del programa basándose en un solo día sino analizando el proceso desde el principio. Esto le permitirá entender y afrontar las dificultades que encontrará en su momento.

3. **Para que salga bien es importante ser constante.** Muchas veces sentirá frustración y le parecerá difícil seguir los consejos del programa. Como norma general, mientras más difícil le resulte seguir una consigna, más empeño deberá poner en llevarla a cabo.

4. **Siga el programa paso a paso.** Vaya al ritmo marcado en la sección «Cuándo pasar al paso siguiente»; no tenga prisa ya que ésta es enemiga del aprendizaje. A veces es incluso mejor demorar una o dos semanas más de lo que sugiero en alguna fase del programa. Si da un paso en falso o pasa por un período especialmente complicado en su vida es conveniente retroceder a la fase anterior.
   En general, el programa dura entre cuatro y seis meses. Pero la clave es evaluar si se está progresando; si es así, entonces se debe continuar. Ahora bien, si llega al paso 4 sin haber constatado ninguna mejoría, quizá será mejor buscar otras formas de ayuda.

5. **Haga la evaluación semanal.** Durante todo el programa, al final de cada semana responda a las preguntas de la sección «evaluación semanal». Es conviente programar esta revisión con algo de antelación, como si se tratara de una visita al médico. Dedique por lo menos quince minutos para cada evaluación semanal.

Antes de empezar el programa responda a estas preguntas

1. Mi IMC es de ....
2. Basándome en el IMC soy ....
3. Mi diámetro de cintura es de .... cm
4. ¿A cuántos factores de riesgo relacionados con la obesidad estoy expuesto? ....

5. ¿Estoy en condiciones en las que sería
 conveniente adelgazar? ❏ SÍ ❏ NO
6. Mi peso adecuado es de .... kg
7. ¿Estoy motivado para empezar
 el programa? ❏ SÍ ❏ NO
8. ¿Estoy preparado para empezar
 el programa? ❏ SÍ ❏ NO
9. ¿Estoy de acuerdo con los objetivos
 del programa? ❏ SÍ ❏ NO
10. ¿Sufro el trastorno de alimentación
 incontrolada? ❏ SÍ ❏ NO
11. ¿Presento contraindicaciones para el uso
 del programa? ❏ SÍ ❏ NO
12. ¿Cómo voy a utilizar el programa?
 ❏ como autoayuda
 ❏ como autoayuda guiada
 ❏ como autoayuda + ayuda terapéutica
 ❏ como autoayuda + otras formas de ayuda

Paso 1

Llevar un diario y controlar el peso semanalmente

Estamos al principio del programa. Si ha leído con atención el capítulo «Antes de empezar», está lo suficientemente motivado para perder peso y dispuesto a cambiar, entonces ya puede empezar el programa.

Durante la primera semana afrontaremos uno de los aspectos más importantes de todo el tratamiento: aprender a analizar la propia alimentación, la actividad física y el peso. No en vano muchos estudios demuestran que quien sigue este método obtiene mejores resultados que quien no lo hace. Esta automonitorización le ayudará a darse cuenta en cada momento de lo que está haciendo, pero sobre todo le permitirá asumir un papel activo en el proceso de cambio hacia su peso adecuado.

Como en los demás pasos, en éste también se incluyen las actividades semanales y la verificación semanal. Aparecen entonces dos herramientas que deberá utilizar a lo largo de todo el programa: el esquema del diario de la alimentación y de la actividad física y la tabla del peso semanal.

Realice las actividades semanales siguiendo las explicaciones que poco a poco le iré dando; luego, al final de la semana, rellene la tabla del peso semanal y efectúe la verificación semanal.

Actividades del paso 1
El diario de la alimentación
Llevar un diario es esencial para el buen funcionamiento del programa. Quizá lo más importante para empezar a cambiar la relación que uno tiene con la comida sea ser consciente del propio comportamiento: por lo tanto, deberá aprender a anotar diariamente qué, cuánto y cómo come, y los acontecimientos que influyen en los momentos en los que come. Pero, ¿para qué sirve todo esto?

1. Para proporcionarle información importante sobre su comportamiento alimenticio

Alguien podría objetar que no es necesario llevar un diario para saber lo que se come, pero si consigue hacerlo durante un tiempo se dará cuenta de la cantidad de factores que pueden influir en su alimentación (las relaciones con los demás, sus emociones, sus pensamientos, los mecanismos biológicos de su cuerpo).

Con la ayuda del diario podrá responder a estas preguntas:
- ¿qué como habitualmente?
- ¿como lo mismo los días laborables que el fin de semana?
- ¿hay situaciones que me parecen especialmente difíciles de afrontar (comer acompañado, contenerse cuando está solo en casa, mientras cocina, etc.)?
- ¿hay momentos en los que consigo comer con menos problemas?
- ¿qué como cuando lo hago exageradamente?
- ¿hay episodios de alimentación excesiva alternados con saltearme las comidas?
- ¿los alimentos que elijo cuando como en exceso son los que normalmente intento evitar?
- ¿qué desencadena los episodios de alimentación excesiva (las emociones negativas, los momentos en compañía, el hambre biológica, los pensamientos sobre el propio cuerpo)?
- ¿para que me sirve la comida (descargar tensiones, castigarse, llenar un vacío, etc.)?

2. Para ayudarle a cambiar

Si lo usa correctamente, el diario le ayudará a cambiar en muchos aspectos:
- podrá analizar su alimentación y entender cómo modificarla con el tiempo;
- podrá aprender a reducir las preocupaciones por la comida y a comer sin miedo a engordar ni a perder el control;
- podrá comprobar si hace tres comidas al día más un tentempié, si come entre la una y la otra, y verá cómo este método disminuye las ganas de comer demasiado;
- aumentará su capacidad de autocontrol: podrá identificar los estímulos que lo llevan a comer en exceso y por ende aprenderá a responder adecuadamente a cada situación de «alto riesgo».

Esquema del diario de la alimentación a completar

El diario que le propongo llevar está compuesto de varias columnas en las que deberá anotar: la fecha y el día, la hora, la comida y las bebi-

Tabla 1.1	Diario de la alimentación			
Día		Fecha		
Hora	Comidas y bebidas consumidas	Lugar	*	Contexto y comentarios

Diario de la actividad física			
Hora	Tipo de actividad	Minutos	Contexto y comentarios

das consumidas, el lugar donde come, cuando haya comido algo que le parezca *de más* y, por último, el contexto general y sus propios comentarios sobre cómo se ha comportado.

Tabla 1.2   Diario de la alimentación de Carla

Día jueves   Fecha 1 de octubre

Hora	Comidas y bebidas consumidas	Lugar	*	Contexto y comentarios
8	1 capuchino con 2 cucharadas de azúcar 1 bollo	En el bar leyendo el diario		Placer
10	2 chocolatines	En la oficina (ofrecidos por un compañero)	*	Situación de alto riesgo externa. No he dicho que no para no ofenderlo
12	1 tentempié	En el bar		Es una costumbre difícil de modificar
13	1 plato de pasta a la amatriciana[1] 1 muslo de pollo 1 porción de verdura 2 pancitos 1 vaso de vino 1 café con 1 cucharada de azúcar	En casa, en la cocina mirando la televisión	*	Situación de alto riesgo externa. He visto el pan sobre la mesa
19	6 chocolatines	En casa, sentada en el sofá		Situación de alto riesgo interna. Cansancio extremo y sensación de vacío al volver del trabajo
21	1/2 trucha 1 plato de verdura 1 pancito y 1/2 2 vasos de vino 2 manzanas	En casa, en la cocina mirando la televisión	*	Situación de alto riesgo externa. Cuando miro la televisión no me doy cuenta de lo que como

[1] Pasta con salsa a base de tocino, cebolla y tomate, espolvoreada con queso

Diario de la actividad física de Carla

Hora	Tipo de actividad	Minutos	Contexto y comentarios
20	Caminar	30	Ha sido muy relajante

En la tabla 1.1 encontrará el diario de la alimentación vacío; haga fotocopias o dibuje uno igual en un cuaderno. En la tabla 1.2 encontrará un ejemplo de un diario de la alimentación rellenado por Carla.

Cómo rellenar el diario de la alimentación

Cada día, justo después de comer, rellene las columnas de la siguiente forma:

- Columna 1: indique la hora en la que coma o beba cualquier cosa. Intente ser preciso.
- Columna 2: indique exactamente qué come y qué bebe, incluidos los episodios en los que se haya dejado llevar y haya comido algo de más. No olvide nada y rellénelo lo antes posible ya que intentar recordar qué ha comido o bebido unas horas antes no le servirá de mucho porque probablemente no conseguirá ser preciso y entonces el esfuerzo será inútil. Pero tampoco exagere y le dé tanta importancia a rellenar el diario como para hacerlo mientras come: por ejemplo, si come fuera, aproveche la pausa entre un plato y otro y complete los datos en el servicio, para tener un poco de privacidad. Sólo de esta forma el análisis constante le ayudará a cambiar. También deberá marcar entre paréntesis los episodios que considera atracones. Pero no señale entre paréntesis los tentempiés u otras comidas.
- Columna 3: especifique dónde ha comido o bebido; si estaba en casa, indique en qué habitación.
- Columna 4: marque con un asterisco la comida que en su opinión estaba de más. En caso de que se haya dado un atracón, señálelo con una llave y un asterisco.
- Columna 5: utilice esta columna como un diario en el que consignará cualquier situación o elemento que influya en su alimentación. Por ejemplo, cuando ponga un asterisco en la columna 4, deberá explicar en la columna 5 las circunstancias del momento con el fin de entender qué es lo que desencadena los episodios en los que come en exceso. Normalmente, las situaciones de alto riesgo, que favorecen la pérdida de control, pueden ser externas (por ejemplo, ver ciertos alimentos o estar en situaciones sociales en las que el impulso de comer es muy fuerte), internas (por ejemplo, emociones negativas, pensamientos, sensación de hambre biológica) o mixtas (una combinación de factores externos e internos).

El objetivo de esta primera semana es acostumbrarse a analizar correcta y regularmente su forma de comer. El uso del diario debe convertirse en una costumbre porque deberá rellenarlo durante todo el programa. Llévelo siempre consigo, no olvide rellenarlo y no omita los casos en los que ha exagerado comiendo. Intente ser honesto consigo mismo.

Guarde los diarios en un lugar donde nadie pueda leerlos y repáselos de vez en cuando: esto le ayudará a entender cuáles son sus comportamientos alimenticios repetitivos y a evaluar en qué ha cambiado y en qué deberá todavía seguir trabajando.

Pero ¿por qué debo llevar un diario obligatoriamente?
Es posible que haya personas reacias a llevar un diario. Las razones que mis pacientes me dan con más frecuencia son las siguientes:

- «Llevé un diario de la alimentación anteriormente y no conseguí perder peso». En realidad es muy difícil que haya utilizado un diario similar al que propone este programa. Además, a menudo la falla no está en el hecho de que el diario no funcione sino en sus motivaciones, que no son adecuadas. Mi consejo es que intente usarlo de nuevo sin dudas ni prejuicios.
- «Llevar un diario es una tarea demasiado laboriosa». Rellenar el diario es en realidad una prueba de su motivación y su deseo de cambiar. Si se le hace demasiado pesado, quizá es señal de que debe reflexionar sobre sus motivaciones.
- «Me da demasiada vergüenza escribir todo lo que he comido». Si quiere afrontar y superar su problema, no le queda más remedio que afrontar su vergüenza *irracional* y completar el diario: ¡el primer paso para cambiar es justamente darse cuenta de qué es lo que no va bien!
- «Rellenar el diario hace que me obsesione aún más con la comida». Esto puede ser cierto en algunos casos pero la preocupación se convertirá en un elemento útil porque se concentrará en cómo superar su problema alimenticio.

El diario de la actividad física
En este programa se deberá concentrar en buscar la mejor manera para aumentar de forma significativa y duradera su actividad física. Pero al principio deberá tomarse un poco de tiempo para analizar cuál es el estado actual de la actividad: si se conoce la situación de partida es más fácil hacer modificaciones que se puedan mantener a lo largo del tiempo.

Rellene el diario de la actividad física que aparece en la tabla 1.1, debajo del diario de la alimentación, justo después de haber terminado su ejercicio. La tabla 1.2 contiene el diario de la actividad física completado por Carla. Entiendo por actividad física cualquier actividad hecha intencionalmente y que requiera movimiento: cada vez que haga algo significativo, anótelo en el diario. Veamos el esquema columna por columna:

- Hora: ¿ha elegido una hora en particular para hacer ejercicio? Si nunca ha hecho una actividad física, ¿cuál es para usted la mejor hora para hacerla?
- Tipo de actividad: ¿ha practicado actividades que podrá hacer siempre? ¿Algún deporte lo ha cansado excesivamente? ¿Podría haber aumentado su nivel de esfuerzo físico?
- Duración: ¿cuántos minutos de actividad al día ha conseguido practicar?
- Contexto y comentarios: la actividad física no debe ser motivo de estrés, sino que debe relajarlo y hacerlo sentir mejor; si la disfruta podrá seguir practicándola durante el resto de su vida. ¿Ha encontrado alguna actividad especialmente agradable? ¿Cuál le ha gustado más? ¿Cuál no le ha gustado nada? Cuando no haga ningún tipo de actividad deberá apuntar en esta columna los motivos que se lo han impedido.

La tabla del peso semanal

De ahora en adelante pésese una sola vez por semana, no más, aunque prefiera hacerlo todos los días porque eso le hace pensar que tiene la situación bajo control. Yo no recomiendo utilizar la balanza con frecuencia por dos motivos: 1. se corre el peligro de obsesionarse por el peso y perder de vista los verdaderos objetivos del programa, es decir, adquirir costumbres alimenticias más sanas y mejorar en general el estilo de vida; 2. el peso puede variar por motivos puramente fisiológicos: si usted se pesa muy a menudo podría, por ejemplo, relacionar un leve aumento con la ineficacia del programa y desanimarse, cuando en realidad se trata de variaciones biológicas normales.

Pésese siempre el mismo día de la semana, a la misma hora —por la mañana—, en ayunas y con ropa interior. Cada vez que se pese anote el valor del peso en la tabla 1.3, que constituye la tabla del peso semanal; en la tabla 1.4 aparece la tabla de peso semanal rellenada por Carla.

Esta tabla sirve para evaluar sus progresos, para entender cómo su alimentación influye en su peso con el paso del tiempo, y para considerar sus esfuerzos con una perspectiva más amplia. Si, por ejemplo, durante una semana no pierde peso, no se alarme; aprecie más bien los resultados que ha obtenido hasta ese momento.

Para algunos puede ser de ayuda colgar la tabla en una pared o en el exterior de la heladera.

Tabla 1.3   Tabla del peso

Nombre y apellido ....

Peso inicial .... Altura .... Peso adecuado ....

Fecha de inicio del programa ....

Semana n.°	Fecha	Peso	Disminución de peso	Disminución total de peso	Comentarios
1					
2					
3					
4					
5					
6					
7					
8					
9					
10					
11					
12					
13					
14					
15					
16					
17					
18					
19					
20					
21					
22					
23					
24					

| Tabla 1.4 | Tabla del peso de Carla |

Nombre y apellido *Carla*

Peso inicial *95 kg*   Altura *170 cm*   Peso adecuado *86 kg*

Fecha de inicio del programa *1 de octubre*

Semana n.°	Fecha	Peso	Disminución de peso	Disminución total de peso	Comentarios
1	1 oct	95,0	0,0	0,0	Inicio del programa
2	8 oct	93,2	1,8	1,8	Es laborioso rellenar el diario
3	15 oct	91,8	1,4	3,2	Todo bien
4	22 oct	90,5	1,3	4,5	Semana muy difícil en el trabajo
5	29 oct	90,0	0,5	5,0	Me ha costado hacer 3 comidas + 1 merienda
6	6 nov	89,4	0,6	5,6	Todo bien
7	13 nov	89,0	0,4	6,0	He conseguido eludir el restaurante
8	20 nov	88,5	0,5	6,5	Gripe
9	27 nov	88,0	0,5	7,0	No he hecho actividad física
10	3 dic	87,3	0,7	7,7	Algunas pérdidas de control
11	10 dic	87,0	0,3	8,0	Va mejor aplicando las actividades alternativas
12	17 dic	86,5	0,5	8,5	2 cenas de trabajo bien llevadas
13	23 dic	86,0	0,5	9,0	Aplicada la resolución de problemas: bien
14	30 dic	85,6	0,4	9,4	Todo bien
15	7 ene	85,2	0,4	9,8	Todo bien
16	13 ene	84,8	0,4	10,2	Dificultad para aceptar el peso adecuado
17	20 ene	84,4	0,4	10,6	Muchas situaciones de riesgo
18	27 ene	84,3	0,1	10,7	Inicio prevención de recaídas
19	3 feb	84,3	0,0	10,7	Todo bien
20	10 feb	84,1	0,2	10,9	Seguido el plan de mantenimiento
21					
22					
23					
24					

Síntesis de las actividades del paso 1
- Rellenar el diario de la alimentación
- Rellenar el diario de la actividad física
- Pesarse una vez por semana y rellenar la tabla del peso semanal
- Hacer la evaluación semanal

Evaluación semanal
La evaluación se efectúa al final de la semana. Responda a las siguientes preguntas:

¿He rellenado el diario de la alimentación?*
❏ siempre   ❏ a menudo   ❏ a veces   ❏ nunca

En la elaboración del diario de la alimentación:
¿He seguido todas las indicaciones?
❏ siempre   ❏ a menudo   ❏ a veces   ❏ nunca

¿He sido preciso/a?
❏ siempre   ❏ a menudo   ❏ a veces   ❏ nunca

¿Lo he rellenado justo después de comer?
❏ siempre   ❏ a menudo   ❏ a veces   ❏ nunca

¿He puesto asteriscos cuando he comido en exceso?
❏ siempre   ❏ a menudo   ❏ a veces   ❏ nunca

¿He completado el contexto y los comentarios cuando he comido mucho?
❏ siempre   ❏ a menudo   ❏ a veces   ❏ nunca

¿He tenido episodios de alimentación excesiva?
❏ SÍ   ❏ NO
En caso afirmativo, ¿puedo identificar el porqué?
....
....

*Si lo ha rellenado, ha empezado el programa de la mejor manera. Si no lo ha hecho, hay un problema grave. Intente analizar los motivos por los que no lo ha hecho. Quizá deba reconsiderar las ventajas y desventajas de la pérdida de peso. Si las ventajas superan a las desventajas, decídase a rellenar de nuevo inmediatamente el diario de la alimentación. De hecho, sin el uso del diario no se producen cambios significativos. Si decide rellenarlo de nuevo, lea otra vez las instrucciones al respecto.

¿He rellenado el diario de la actividad física?
❏ siempre   ❏ a menudo   ❏ a veces   ❏ nunca

En la elaboración del diario de la actividad física:
¿He seguido todas las indicaciones?
❏ siempre   ❏ a menudo   ❏ a veces   ❏ nunca

¿He sido preciso/a?
❏ siempre   ❏ a menudo   ❏ a veces   ❏ nunca

¿Lo he rellenado justo después de haber realizado la actividad física?
❏ siempre   ❏ a menudo   ❏ a veces   ❏ nunca

Si no he practicado ninguna actividad física, ¿he escrito los motivos en la columna «Contexto y comentarios»?
❏ siempre   ❏ a menudo   ❏ a veces   ❏ nunca

¿Me estoy pesando una vez por semana?
❏ SÍ   ❏ NO

¿He rellenado la tabla del peso semanal?
❏ SÍ   ❏ NO

Cuándo pasar al paso siguiente

No intente correr demasiado: es importante que haya rellenado el diario de la alimentación y el de la actividad física durante al menos una semana, y que haya hecho la evaluación semanal. Tras una semana de control podrá pasar al paso siguiente.

Paso 2

Comer regularmente y desarrollar una actividad física sana

¡Bienvenidos a la segunda semana del programa! En este segundo paso le sugeriré algunas estrategias para regularizar su alimentación y seguir un programa saludable de actividad física. Sume las nuevas actividades a las de la semana pasada (completar el diario de la alimentación y de la actividad física y el control de peso semanal).

Actividades del paso 2
Modificar la alimentación para alcanzar el peso adecuado
Y aquí estamos, por fin, en el momento de empezar el programa alimenticio que lo conducirá a la meta del peso adecuado sin demasiadas renuncias y sin riesgos.

Usted aprenderá a adoptar una alimentación correcta trabajando con 3 componentes principales:
1. la frecuencia de las comidas;
2. la porción de comida que se sirve;
3. la calidad de la alimentación.

Regularizar la frecuencia de las comidas: haga 3 comidas más 1 tentempié
Intente comer siguiendo este plan y no se deje estimular por sensaciones de hambre o de otro tipo: en esta fase debe hacer caso omiso de las señales de hambre o saciedad. En realidad, los primeros días son los más difíciles porque reducir la ingesta de comida provoca un estado de tensión que se elimina fácilmente comiendo. Además, muchas personas obesas tienen sensaciones biológicas de hambre y saciedad muy inestables, por lo tanto al principio es mejor no fiarse de ellas. Pero cuando su alimentación esté regulada de forma durable podrá, si lo desea, intentar escuchar las señales de su cuerpo y aprender a fiarse de ellas.

He aquí algunas sugerencias para conseguir regularizar la frecuencia de las comidas:

- no deje pasar más de 4-5 horas entre una comida y otra;
- no se saltee ni las comidas ni los tentempiés;
- intente con todas sus fuerzas no comer entre una comida y otra. Organice y subdivida sus jornadas en unidades de 4-5 horas: esto le ayudará a reducir las pérdidas de control dado que la mayoría de la gente tiende a darse un atracón después de haber pasado largos períodos de tiempo sin comer;
- coma de forma mecánica: no se deje condicionar por el hambre o cualquier otro estímulo interno o externo;
- si pierde el control (comer fuera de las comidas establecidas o saltearse una comida), no dramatice y corríjalo lo antes posible;
- al principio de cada día, o la noche anterior, decida en qué momentos comerá y anótelo en el encabezamiento del diario de la alimentación.

Tomar porciones pequeñas y disminuir el consumo de grasas utilizando el sistema de intercambio de los grupos alimenticios

En el sistema de intercambio de los grupos alimenticios que propongo los alimentos se subdividen en 6 grupos alimenticios:

1. Grupo del pan, los cereales, el arroz y la pasta
2. Grupo de la carne, el pollo, el pescado, los huevos y las legumbres
3. Grupo de la leche, el yogur y el queso
4. Grupo de la verdura
5. Grupo de la fruta
6. Grupo de los condimentos, los dulces y el alcohol.

Es útil conocer bien los grupos alimenticios porque dentro de cada uno se pueden permitir sustituciones o variaciones, sin comer en exceso y sin modificar el contenido calórico ni la composición cualitativa de la alimentación.

Los grupos alimenticios se detallan en el apéndice A (pág. 113). En la tabla se indica la porción de alimento de referencia para cada grupo alimenticio: para variar al máximo sus comidas bastará con elegir entre las variaciones propuestas por la misma tabla. De cada alimento se considera directamente la porción, por lo tanto no es necesario pesar la comida ni hacer complicados cálculos matemáticos. Por ejemplo, el alimento de referencia del grupo de la pasta, el arroz y el pan es un pancito, que puede sustituirse por una porción de papas, una porción de polenta, etc.

El sistema de intercambio sirve para ayudarle a seguir una dieta que contenga el 55-60% de hidratos de carbono, el 15% de proteínas y el

20-30% de grasas. Lo importante es intentar variar al máximo las comidas; de hecho, ningún alimento es capaz de proporcionar al cuerpo humano todas las sustancias que necesita. Por ejemplo: las naranjas contienen vitamina C pero no vitamina B_{12}, mientras que el queso contiene B_{12} pero no vitamina C. Variar diariamente los alimentos dentro de los grupos alimenticios le permitirá nutrirse de todas las sustancias necesarias para gozar de buena salud.

El número de intercambios que puede hacer en un día depende del nivel de calorías que deba consumir para alcanzar el peso adecuado: cuantas más calorías, más intercambios posibles. Cada uno deberá establecer un nivel calórico que le permita perder entre 1/4 y 1/2 kg por semana. Algunas personas podrán alcanzar este objetivo limitando las grasas y eliminando las bebidas alcohólicas, pero otras deberán reducir las calorías más notablemente. De todas formas, mi consejo es no descender por debajo de las 1.200 calorías en el caso de las mujeres y 1.500 si se trata de un hombre. Durante un período que oscila entre 3 y 6 meses la mayoría de la gente puede tolerar sin problemas esa moderada restricción calórica; pero por debajo de este nivel, es verdad que se puede adelgazar más rápidamente pero no se conseguirá nutrirse correctamente.

En el apéndice A se ofrecen dos posibles esquemas: uno más estricto, de casi 1.200 calorías, aconsejable para mujeres y ancianos, y uno moderado, de casi 1.500 calorías, recomendable para adolescentes y hombres.

Si se sufre el trastorno de la alimentación incontrolada

Para elegir un programa alimenticio se deberían seguir estos pasos:
- si en el pasado ha habido relación entre la dieta y la aparición de un atracón, su objetivo no debería ser adelgazar sino controlar ese impulso. Le aconsejo seguir el programa del libro escogiendo un esquema de mantenimiento del peso (véase apéndice A) y añadiendo una porción de un alimento del grupo de los dulces en la merienda en lugar de la fruta.
- si en el pasado no ha habido relación entre la dieta y la aparición de un atracón, puede intentar perder peso y reducir esos atracones siguiendo el programa del libro y el esquema alimenticio estricto, si es mujer, y moderado si es hombre (añadiendo una porción de un alimento del grupo de los dulces en la merienda en lugar de la fruta).

Consejos para tomar porciones pequeñas

Para aprender a reducir las porciones puede seguir algunas de las sugerencias siguientes:

- durante un par de semanas pese en crudo las porciones que se indican en los grupos alimenticios; luego ya podrá hacerlo a ojo;
- identifique algunas personas de su edad (y mismo sexo) que no coman mucho y observe la cantidad de comida que se sirven;
- vaya a restaurantes donde sepa que no sirven raciones abundantes y coma lo que le den;
- compre platos pequeños;
- sírvase una sola vez la misma comida.

Consejos para disminuir las grasas

Una de las estrategias más importantes para controlar el peso a largo plazo y mantenerlo en unos niveles razonables es comer alimentos pobres en grasas. Para hacerlo deberá aprender a cocinar con poca grasa siguiendo algunas normas generales:
- antes de cocinar es conveniente sacarle a la carne todas las partes de grasa visibles e intentar hacer lo mismo con la piel del pollo y el pavo;
- la carne y el pescado deberían cocinarse sin añadir grasas: a la plancha, hervidos, a la papillote (el pescado), al vapor y con verduras y hierbas aromáticas;
- evite siempre freír los alimentos;
- en las verduras disminuya el condimento con aceite o manteca, y use a discreción el vinagre, el limón, el pimiento picante y las especias, porque no contienen calorías;
- la salsa de condimento de la pasta y del arroz debería prepararse a base de verdura sin grasas añadidas (por ejemplo, reduzca la cebolla con agua y hierbas aromáticas, añada luego tomate y/u otras verduras); las pequeñas porciones de carne magra o pescado con pasta o arroz forman una buena combinación.

Consejos generales para lograr seguir el programa alimenticio

En las fases iniciales del programa deberá aceptar que, al menos por el momento, no puede permitirse impulsos imprevistos o cambios temporales de forma de pensar a la hora de determinar cuánto y cómo se alimenta. Deberá proseguir con esta forma de comer hasta que pueda fiarse de las señales internas de hambre y saciedad para regular su alimentación de forma más natural.

A continuación encontrará algunos consejos para lograr seguir el nuevo programa alimenticio:
- intente confiar en el programa: está basado en muchos años de investigación y en una larga experiencia con numerosísimos pacientes;

- cuando se encuentre frente a un alimento que lo tienta o le despierta un fuerte impulso de ganas de comer repita para sí mismo frases como si fuera una cotorra (por ejemplo, «puedo resistirlo» o «si no como, adelgazaré» o «mi alimentación está estipulada por el manual» o «tengo un programa alimentaicio que me ayudará a controlarme» o «el hambre es como un dictador, tarde o temprano se irá», «las percepciones de mi cuerpo son imprecisas, no puedo comer basándome en ellas», «la comida es como una medicina»;
- distráigase después de comer (mirando la televisión, escuchando música, dando un paseo o reuniéndose con un amigo);
- siga el esquema de alimentación en todas las situaciones; intente no dejarse condicionar por el hambre, las emociones o las situaciones sociales (concepto de alimentación mecánica);
- si, por el motivo que sea, alguna vez no consigue seguir el programa alimenticio, trate de reemprenderlo rápidamente en la comida siguiente; pero intente no ser demasiado indulgente consigo mismo.

Aumentar los niveles de actividad física
La asociación de una actividad física con la dieta es la mejor y más eficaz técnica para conseguir perder peso a largo plazo. La actividad física limita la pérdida de masa muscular y la recuperación del peso corporal perdido (en la tabla 2.1 se ofrece una lista de los mecanismos mediante los cuales la actividad física favorece la pérdida de peso).

Un informe reciente del comité de expertos de la Organización Mundial de la Salud (OMS) subraya que una actividad física prolongada y moderada, como por ejemplo caminar 30 minutos casi todos los días, puede aumentar significativamente el consumo de energía y reducir así el peso y la grasa corporal. Además, las Guías Dietéticas para los norteamericanos sostienen que también se obtienen sustanciales beneficios si la actividad física se realiza de forma intermitente (concepto de acumulación): por ejemplo, hacer 3 caminatas de 10 minutos por día.

Para aumentar los niveles de actividad física hay que tratar de adoptar las 3 modalidades siguientes: a. adoptar un estilo de vida activo; b. caminar o hacer alguna otra actividad aeróbica durante 30 minutos o más al día, o la mayoría de días de la semana; c. hacer ejercicios de gimnasia calisténica o con pesas 2 veces por semana.

Adoptar un estilo de vida activo
El estilo de vida activo consiste simplemente en introducir movimiento en la rutinaria actividad diaria; un ejemplo puede ser estacionar el coche

Tabla 2.1	Mecanismos mediante los cuales la actividad física favorece la pérdida de peso

- Aumenta el consumo de energía
- Mejora la composición corporal
    - Hace perder peso
    - Preserva la masa grasa
    - Reduce la grasa visceral de depósito
- Aumenta la movilización de las grasas y su oxidación
- Ayuda a controlar la ingesta de comida
    - A corto plazo reduce el apetito
    - Reduce la ingesta de grasas
- Estimula la respuesta termogenética
    - Aumenta la tasa metabólica en reposo (TMR)
    - Estimula la termogénesis inducida por la dieta
- Modifica la morfología del músculo y su capacidad bioquímica
- Aumenta la sensibilidad insulínica
- Mejora el perfil de los lípidos y de las lipoproteínas plasmáticas
- Reduce la presión arterial
- Mejora el *fitness* aeróbico
- Comporta numerosos beneficios psicológicos

De: *Obesity. Preventing and managing the global epidemic*. Report of a WHO Consultation on Obesity, Ginebra, 3-5 Junio, 1997.

a 500 metros del lugar de destino. El estilo de vida activo es positivo por varias razones:
- es fácil de adoptar;
- requiere poco tiempo;
- no cansa;
- no precisa vestimentas especiales ni equipamiento;
- puede convertirse fácilmente en una costumbre;
- hace sentirse mejor tanto física como psicológicamente.

En la tabla 2.2 hay una lista de algunas sugerencias que podrán ser de ayuda a la hora de hacer que su estilo de vida sea más físicamente activo.

La actividad de este paso consiste en aplicar cada día por lo menos una de las propuestas sugeridas.

Caminar o desarrollar otras actividades aeróbicas durante 30 minutos o más al día, la mayoría de días de la semana

La actividad física aeróbica más fácil de practicar en la mayoría de los

Tabla 2.2 Sugerencias para llevar un estilo de vida activo

1. En casa
a. Reduzca el uso de energía eléctrica: utilice la energía de su cuerpo para mezclar la comida, abrir latas, cortar el césped, podar, etc.
b. Si tiene una casa de varios pisos, suba las escaleras más veces: vaya personalmente a buscar lo que necesita a otros pisos sin mandar a nadie
c. Ocúpese usted mismo de la jardinería, prescindiendo de la ayuda de un jardinero
d. Encárguese de las labores domésticas sin recurrir a una asistenta
e. Lave el coche a mano y no en el túnel de lavado
f. Aumente la actividad sexual que, además de ser placentera, supone un consumo de energía que puede oscilar entre las 50 y las 250 calorías por cada relación sexual.

2. En el trabajo
a. Utilice las escaleras en vez del ascensor; si el lugar de trabajo se encuentra en un piso muy alto, suba con el ascensor hasta dos pisos antes del suyo y prosiga a pie: subir escaleras es uno de los ejercicios más eficaces para consumir calorías y al mismo tiempo mejorar las condiciones de salud
b. Durante las pausas de media mañana y media tarde, en vez de ir al bar vaya a dar un paseo de 5 minutos
c. Si está sentado durante muchas horas al día, levante el cuerpo con los brazos haciendo fuerza contra la silla con las manos y los brazos.

3. En los desplazamientos
a. Utilice el coche lo menos posible
b. Vaya a pie o en bicicleta más a menudo
c. Si usa el coche, estacione al menos 500 metros más lejos del final de trayecto
d. Cuando se desplace a pie, alargue su trayecto desviándose un poco.

El principio de base de todas estas técnicas es hacer que su estilo de vida sea más activo: si siempre lo tiene presente, verá cómo encuentra muchas otras.

---

casos es caminar. A la hora de hacerlo, la palabra clave no es intensidad sino frecuencia; se calcula que para obtener un beneficio significativo hay que desarrollar una actividad física la mayoría de días de la semana.

La segunda cosa importante es empezar gradualmente. Si, por ejemplo, una persona no entrenada lleva a cabo una actividad física de 2 ó 3 horas, es probable que al día siguiente tenga molestos dolores y no quiera hacer ningún ejercicio durante al menos una semana.

El plan de acción que recomiendo a todas las personas sedentarias que quieran empezar a caminar con regularidad es el siguiente:

1ª semana: 10 minutos la mayoría de días de la semana;
2ª semana: 20 minutos la mayoría de días de la semana;
3ª semana: 30 minutos o más la mayoría de días de la semana.

Si sigue el plan, en el transcurso de un mes el nivel de actividad física alcanzado mejorará significativamente sus condiciones de salud y su capacidad de control del peso. Si se siente cansado puede reducir la duración pero nunca la frecuencia.

Si, por el contrario, es usted una persona entrenada, puede empezar con 30 minutos la mayoría de días de la semana.

Por lo que respecta a la intensidad de la caminata, he aquí algunas sugerencias:

- camine de forma que nunca tenga que jadear;
- camine como si pudiera ir charlando con un amigo;
- camine de forma que no aparezcan dolores musculares en los pies.

Si, por el motivo que sea, no puede caminar, intente sustituir las caminatas por uno de los siguientes ejercicios aeróbicos (siempre con la misma frecuencia, intensidad y duración):

Ejercicios aeróbicos al aire libre
- bicicleta
- nadar
- *footing*
- esquí de fondo
- patinaje

Ejercicios aeróbicos en el interior
- correr en cinta
- bicicleta estática
- saltar a la cuerda
- subir escaleras
- remar
- *aerobic*
- cama elástica
- *steps*

Hacer ejercicios de gimnasia calisténica o con pesas 2 veces por semana

La combinación de ejercicios aeróbicos como caminar con un programa de gimnasia calisténica o con pesas es la mejor forma de reducir la masa de grasa y favorecer el mantenimiento del peso. La gimnasia y las pesas limitan la pérdida de masa muscular que está fuertemente relacionada con la reducción del gasto energético derivado de la pérdida de peso. Deberá elegir según sus preferencias 2 tablas semanales de ejercicios de 20 minutos cada una, de gimnasia calisténica o con pesas, siguiendo las modalidades descritas en el apéndice B (pág. 127). Esta actividad debe sumarse al programa de caminatas y al estilo de vida activo.

La tabla 2.3 es un ejemplo de diario completado por Carla durante el paso 2 del programa. Como se puede constatar, Carla ha elegido co-

Tabla 2.3 — Diario alimenticio de Carla

Día viernes		Fecha 14 de octubre	hora 8 hora 17		hora 13 hora 20
Hora	Comidas y bebidas consumidas	Lugar		*	Contexto y comentarios
8	1 taza de leche descremada 3 rebanadas de tostada	En casa			Placer
13	1 porción de pasta 1 porción de tomates 1 cucharada de aceite de oliva 1 manzana	En casa			Todo bien
17	1 naranja	En la pausa del trabajo			Muy placentero
20	1 bistec 1 plato de verdura 1/2 pancito 1 cucharada de aceite de oliva 1 manzana	En casa, en la cocina			Es mi primer día de control alimenticio y ha ido muy bien, pensaba que sería más difícil

Diario de la actividad física de Carla

Hora	Tipo de actividad	Minutos	Contexto y comentarios
16.00	Caminar	5	He estacionado el coche a 500 m del lugar de destino
18.30	Caminar	30	Placentero y relajante

mer a las 8, a las 13, a las 17 y a las 20 (y ha anotado los horarios en el encabezamiento del diario) siguiendo el esquema de 1.200 calorías; ha adoptado el sistema de intercambio de los grupos alimenticios, ha hecho 3 comidas más un tentempié al día, ha caminado 30 minutos y ha empezado a adoptar un estilo de vida activo.

Síntesis de las actividades del paso 2
- Rellenar el diario alimenticio
- Rellenar el diario de la actividad física
- Pesarse una vez por semana y anotarlo en la tabla del peso semanal
- Modificar la alimentación para alcanzar el peso adecuado
  Regularizar la frecuencia de las comidas: hacer 3 comidas más 1 tentempié
  Tomar pequeñas porciones y disminuir el consumo de grasas utilizando el sistema de intercambio de los grupos alimenticios
- Aumentar los niveles de actividad física
  Adoptar un estilo de vida activo
  Caminar o desarrollar otras actividades aeróbicas durante 30 minutos o más por día la mayoría de días de la semana
  Hacer ejercicios de gimnasia calisténica o de pesas 2 veces por semana
- Hacer la evaluación semanal

Evaluación semanal
La evaluación se efectúa al final de la semana. Responda a las preguntas siguientes.

¿He rellenado el diario de la alimentación?
❑ siempre   ❑ a menudo   ❑ a veces   ❑ nunca

¿He tenido episodios de alimentación excesiva?
❑ SÍ   ❑ NO

En caso afirmativo, ¿puedo identificar el porqué?
....
....

¿He rellenado el diario de la actividad física?
❑ siempre   ❑ a menudo   ❑ a veces   ❑ nunca

¿Me estoy pesando una vez por semana?
❑ SÍ   ❑ NO

¿He rellenado la tabla del peso semanal?
❏ SÍ   ❏ NO

¿He hecho 3 comidas + una merienda?
❏ siempre   ❏ a menudo   ❏ a veces   ❏ nunca

¿He respetado las cantidades del alimento de referencia?
❏ siempre   ❏ a menudo   ❏ a veces   ❏ nunca

¿He ingerido todos los grupos alimenticios previstos por el esquema alimenticio?
❏ siempre   ❏ a menudo   ❏ a veces   ❏ nunca

¿He intentado hacer variaciones dentro de los diferentes grupos alimenticios?
❏ siempre   ❏ a menudo   ❏ a veces   ❏ nunca

¿He logrado corregirme cuando algo no ha ido bien?
❏ siempre   ❏ a menudo   ❏ a veces   ❏ nunca

¿Cuáles han sido los obstáculos principales que he encontrado al seguir el programa alimenticio?
....
....

¿He intentado llevar un estilo de vida activo?
❏ siempre   ❏ a menudo   ❏ a veces   ❏ nunca

¿Cuántas veces en esta semana he caminado 30 minutos o más al día?...............

¿Cuántas veces en esta semana he hecho ejercicios de gimnasia calisténica o con pesas?...............

Cuándo pasar al paso siguiente

Aprender a seguir una alimentación correcta y practicar una actividad física sana requiere un trabajo largo y laborioso que deberá continuar durante todo el programa; por lo tanto, aunque en 2 ó 3 semanas no haya seguido el programa a la perfección, puede pasar al paso 3.

Paso 3

Controlar los estímulos que llevan a comer en exceso

Con el tercer paso entramos de lleno en el programa. Llegados a este punto, ya debería quedar claro que para conseguir controlar el peso no basta con la fuerza de voluntad sino que es necesario esmerarse para modificar de manera duradera el propio estilo de vida.

El paso 3 proporciona útiles consejos para reducir los estímulos que llevan a comer en exceso (las situaciones de alto riesgo externas). Aquí encontrará ideas sobre cómo hacer la compra, cómo conservar, preparar y servir la comida, cómo comer, qué hacer después de comer y cómo comportarse en situaciones en las que existen fuertes estímulos que despiertan las ganas de comer (como los restaurantes, las cenas en casa de amigos, las fiestas, las vacaciones).

No se trata de que aplique todas las técnicas aquí descritas sino las que, a su juicio, pueden serle útiles para mejorar el control de su alimentación; lea primero la sección «Técnicas de control de los estímulos» y luego elija con cuáles quiere trabajar en las próximas semanas.

Técnicas de control de los estímulos

Los estímulos que llevan a comer en exceso se pueden dar en tres situaciones:

A. Antes de comer: todas las situaciones que ocurren antes de comer.
B. Durante la comida: el momento concreto en el que comemos, con las situaciones que lo acompañan.
C. Después de comer: las situaciones que se producen después de comer.

Cada uno de estos tres momentos puede ser decisivo para conseguir controlar cuánto y cómo comemos.

Algunas personas se dejan llevar más fácilmente por los estímulos externos y las tentaciones, otras no tanto. Pero cuando seguimos una dieta, todos nos mostramos débiles frente a los estímulos, así que aprender a controlarlos es esencial para cualquiera que quiera perder peso.

Antes de comer
Hacer la compra
Es muy sencillo: ¡todo lo que se compra se come! Si compra alimentos ricos en grasas, su alimentación será rica en grasas. Si, en cambio, compra alimentos pobres en grasas, entonces su alimentación también será escasa en grasas. La cuestión parece tan sencilla que casi no hay discusión al respecto; pero en realidad los errores en la alimentación empiezan desde el momento en que se hace la compra. Además, al estar constantemente expuestos a los bombardeos de la publicidad, hacer la compra se ha vuelto una tarea cada vez más ardua. Los supermercados han contribuido a acentuar esa dificultad: todo se nos ofrece y ya no es necesario hacer una lista de la compra porque basta con dar vueltas con el carro para encontrar todo lo necesario. Pero el resultado es que a menudo compramos mucha más comida de la que necesitamos. Veamos algunas técnicas para fomentar el control en el momento de comprar.

- *Haga la compra con el estómago lleno:* si va al supermercado con hambre es probable que le cueste mucho resistir a la tentación en la sección de dulces. Por el contrario, si va con el estómago lleno, le será mucho más fácil controlarse.
- *Haga la compra siguiendo una lista y no adquiera lo que no necesite:* acordémonos de nuestras madres, las cuales, al tener que ahorrar, todas las mañanas hacían una lista de la compra y nunca compraban nada que no fuera necesario. Intente hacerlo usted también; se dará cuenta de que es una técnica muy eficaz.
- *No lleve más dinero del que necesita:* esta técnica es útil para reforzar la anterior; aunque tenga la tentación de comprar dulces u otros alimentos grasos, no podrá hacerlo porque no dispondrá de suficiente dinero.
- *Evite la sección de los dulces y las góndolas muy tentadoras:* los vendedores de comida saben muy bien cómo hacer que la compremos. Colores vivos, compre tres y pague dos, chocolate, sí pero enriquecido con cereales, etc., son sólo algunos ejemplos de cómo las empresas y los supermercados intentan vendernos sus productos. Además, no hay que olvidar que la publicidad casi siempre trata de vender productos ricos en grasas e hipercalóricos, como postres o meriendas, y no productos básicos como el pan o la leche.
- *Haga provisión de alimentos que requieran preparación:* las meriendas, los helados, los dulces o las comidas preparadas, que pueden descongelarse y calentarse en pocos minutos, son una ten-

tación muy fuerte cuando uno está en crisis y busca comida. Por lo tanto, es bueno tener en la despensa pasta y otros productos que requieran cierto tiempo de preparación; ese tiempo puede aprovecharse para encontrar una solución alternativa que lo lleve a no perder el control y darse un atracón.

Guardar la comida
En ciertos momentos, ver la comida puede resultar un estímulo irresistible y, por lo tanto, puede facilitar la pérdida de control. En las casas modernas se ve por todas partes: en la cocina, en la sala delante de la televisión, en el estudio. Muchas veces la comida que está fuera de la cocina es la más tentadora, como los dulces, los caramelos o los chocolatines. Veamos algunas técnicas útiles para no caer en la tentación.
- *No deje comida a la vista* porque la vista puede contribuir a que comamos de más. ¿Sabía que los ciegos raramente son obesos? Recuerde el refrán: «Ojos que no ven, corazón que no siente».
- *Guarde las provisiones alimenticias sólo en la cocina,* porque ése es el lugar donde se come. Quite la comida del living y sobre todo de la sala donde esté la televisión ya que, como veremos, puede inducirnos a comer en exceso.
- *Conserve la comida siempre en los mismos lugares:* la carne y el pescado en el congelador, la pasta y el arroz en la despensa.
- *Guarde la comida cubierta con papel de aluminio o en recipientes opacos:* de esta manera, cuando abra la heladera la atracción será menor.
- *Ponga los alimentos tentadores en lugares difícilmente accesibles:* lo mejor es no comprarlos, pero, si eso no es posible, al menos colóquelos en lugares de acceso complicado.

Preparar la comida
Cocinar para uno o para los demás es otra de las situaciones críticas. Muchos pacientes míos son cocineros o personas que tienen relación directa con la comida. No obstante, es posible cocinar sin comer en exceso ni perder el control. Basta con aplicar algunas de las siguientes técnicas:
- *Cocine cantidades exactas de comida y prepare porciones sueltas:* así evitará que queden restos, que pueden ser muy peligrosos cuando la tentación es irresistible y a menudo se los come la persona que cocina.
- *Cocine con la menor cantidad posible de grasas.*
- *No pruebe la comida mientras la prepara:* la mayoría de los coci-

neros no necesita probar; si no está seguro, pídales a otros que prueben por usted.
- *No cocine cuando tenga hambre,* ya que en esta situación es más difícil resistir la tentación de probar la comida.

Servir la comida
La forma de servir la comida puede ayudar a mejorar el comportamiento alimenticio, por ello incluso en ese momento pueden ser útiles unos consejos para reducir los estímulos que llevan a comer en exceso.
- *Evite poner en la mesa las fuentes:* de esta forma es más fácil controlar las porciones y no corre el riesgo de comer mucho o muy poco.
- *Intente no llevar la panera a la mesa;* es mejor poner cada ración delante del plato. Verá que es mucho más fácil no excederse.
- *Espere 5 minutos antes de servirse por segunda vez:* esta técnica le permitirá reducir la velocidad de la alimentación y, al mismo tiempo, le dará la posibilidad de pensar en la cantidad que realmente debe comer.
- *Utilice platos pequeños,* ya que en los platos demasiado grandes la cantidad de comida le parecerá escasa; en cambio, los platos pequeños le darán la impresión de comer una porción más adecuada.
- *Evite ser el cocinero o la cocinera de la casa* ya que la desventaja de este papel es que se está muy frecuentemente en contacto con la comida. Deje que los demás componentes de la familia se preparen el desayuno, la merienda y los tentempiés.

Durante la comida
Comer lentamente
Más que una técnica es un principio porque comer lentamente significa sentirse más satisfecho y sobre todo ejercer un mayor control sobre lo que se come. De hecho, se necesitan alrededor de 20 minutos para tener la sensación de saciedad; comiendo rápidamente en ese lapso de tiempo se puede consumir gran cantidad de comida. Observe a las personas que comen lentamente: casi siempre son delgadas pero, por encima de todo, tienen un excelente control de cómo y cuánto comen. Además, degustan mucho más las comidas puesto que las papilas gustativas que se encuentran en la lengua son las que nos permiten percibir el sabor de los alimentos, así pues, cuanto más en contacto estén, mayor será el placer que podremos obtener. Existen numerosas técnicas que ayudan a comer lentamente. Veamos las principales.

- *Coma bocados pequeños y mastique largo rato.* Corte la comida en trozos pequeños y, antes de tragar, mastique mucho. Concéntrese en el acto de comer, intente estar tranquilo y disfrutar de lo que ingiere. Pare de comer cuando se sienta satisfecho.
- *Deje los cubiertos apoyados en el plato entre un bocado y otro:* es una técnica muy eficaz que, poco a poco, le hará comer más lentamente y percibir mejor la sensación de saciedad.
- *Haga una pausa durante la comida:* empiece con una pausa de medio minuto y aumente gradualmente a 1,2,3 minutos. Interrumpir el acto de comer le ayudará a ser más consciente de lo que ingiere y de cómo continuar la comida. Algunos experimentos han demostrado que esta técnica reduce la ingesta de comida tanto en los animales como en los hombres.

Comer siempre en el mismo lugar y con la mesa puesta
Muchas personas que tienen problemas de peso comen en diferentes lugares (cocina, comedor, habitación, estudio) y eso favorece la alimentación en exceso y aumenta las posibilidades de perder el control. Intente comer siempre en un mismo sitio, si es posible en la cocina o en el comedor, sentado y con la mesa puesta: las viejas costumbres, heredadas de nuestros antepasados, son las que a lo largo de los siglos de civilización han resultado ser las mejores.

Dejar una pequeña porción de comida en el plato
Esta técnica le enseñará a ejercer un control absoluto sobre lo que come y es muy útil, por ejemplo, cuando se come en un restaurante o en casa de amigos; al dejar un resto en el plato ya no se está a merced de la persona que sirve.

Comer siempre a la misma hora
Esto ayuda a regularizar los mecanismos de hambre y saciedad. De hecho, el hambre se adapta al ritmo alimenticio y se deja sentir sólo en determinados momentos del día. Pero si la alimentación sigue un ritmo muy irregular es probable que el hambre aparezca a diferentes horas, lo cual facilita la pérdida de control.

Reducir los estímulos después de haber comido
Recoja la mesa inmediatamente después de comer
Justo después del último bocado recoja la mesa. Luego podrá tomarse un café y explayarse en alguna conversación pero sin tener comida a mano.

No conserve los restos
Es mejor que tire los restos inmediatamente después de comer. Serán escasos si ha preparado las porciones exactas. Pero si no quiere hacerlo, deje que otra persona se encargue de tirar la comida sobrante ya que el sólo hecho de conservarla puede hacerle comer en exceso.

Levántese de la mesa justo después de haber comido
Es lo mejor que puede hacer. El café puede tomarlo en otro lugar.

Dominar las situaciones en las que la tentación de comer es fuerte
A continuación facilito algunas técnicas que le serán de ayuda para controlar su alimentación en aquellas situaciones sociales en las que la tentación de comer en exceso es fuerte. Las técnicas sugeridas se aplican cuando se presenta una situación similar a las descritas.

Comer en un restaurante
Conseguir controlarse en un restaurante es verdaderamente muy difícil pero con algunos trucos no es imposible.
- *Intente elegir restaurantes cuya cocina sea pobre en grasas.* En todas las ciudades hay algunos que sirven platos dietéticos y pobres en grasas; cuando los haya localizado, hágase cliente asiduo.
- *No llegue al restaurante con demasiada hambre:* muchas personas, si salen a cenar, tienden a comer poco en la comida. Sin embargo, es todavía más difícil ejercer un buen control sobre la alimentación si se tiene mucha hambre, por ello es mejor no hacer compensaciones. Es más, una buena técnica puede ser comer algo media hora o una hora antes de ir al restaurante.
- *Decida qué quiere comer con antelación:* programe lo que pedirá de forma que no tenga dudas ante la carta.
- *Pida usted primero:* la mayoría de las personas se deja influir fácilmente por el comportamiento de los demás; estudie la carta y pida rápidamente lo que tenía ya previsto comer.
- *Escoja platos pobres en grasas:* intente pedir platos cocinados sin grasas, como por ejemplo carnes o pescados a la plancha, verduras y macedonia o fruta de postre.
- *Cuidado con la panera:* evite comer de ella mientras espera a que le sirvan.
- *Cuidado con las bebidas alcohólicas:* si le sirven un vaso de vino, no se lo beba en el acto e intente mantenerlo hasta el final de la comida: el vino nos desinhibe y facilita la pérdida de control.
- *Coma lentamente:* intente aplicar las técnicas descritas anteriormen-

te. Converse con los comensales, haga pausas y cuando empiece a sentirse satisfecho, pare de comer y deje siempre algo en el plato.

Éstas son sólo algunas de las técnicas posibles; intente aplicarlas y con el tiempo encontrará las que mejor funcionan en su caso para ayudarle a mantener un buen control alimenticio.

Comer en casa de amigos

Conseguir controlarse en casa de los amigos es quizá más difícil que en el restaurante. Veamos qué se puede hacer.

- *Comunique a todos sus amigos que está siguiendo una dieta.* Si son personas sensibles no tendrán problemas en prepararle platos pobres en grasas y crear un ambiente que le ayude a controlarse.
- *Pida que le sirvan porciones pequeñas* puesto que no es de buen gusto dejar comida en el plato. Pero si, a pesar de su petición, le sirven una porción abundante, no se lo coma todo, deje algún resto. La próxima vez la dueña de casa lo escuchará.
- *Si no quiere decir que está a dieta, invéntese una excusa:* puede ser que por diversos motivos no quiera contárselo a algunas personas; en ese caso funcionan mejor las excusas relacionadas con el estado físico, como por ejemplo «ayer por la noche tuve serios problemas digestivos» o bien «tengo que seguir una dieta porque el médico me ha encontrado el hígado muy hinchado», así como «esta noche no tengo nada de hambre» o «tu pastel está delicioso pero no me apetece nada más esta noche».
- *Adopte las técnicas empleadas en el restaurante:* en el caso de las cenas en casa de los amigos, también funcionan las técnicas de comer lentamente, vigilar la cesta del pan y el vino, no saltearse la comida precedente, etc.

Fiestas, vacaciones y eventos especiales

Las fiestas, las vacaciones y los eventos especiales, como Navidad o Pascua, son ocasiones de alto riesgo en las que todo el mundo se anima a comer en exceso: no sólo hay una gran abundancia de comida sino que a menudo nos encontramos ante la situación de tener que probar platos especiales preparados para la ocasión. A continuación ofrecemos algunas técnicas que pueden ser de utilidad.

- *Prográmese con tiempo:* intente prepararse adecuadamente para el evento haciendo más actividad física los días precedentes y pensando cuáles serán en esas ocasiones sus deseos de comer y la presión de los demás; si puede, intente pedir una lista de la comida que se servirá y programe qué comerá.

- *Pruebe sólo los platos especiales:* no coma pan, papas y todas las cosas que tiene a disposición habitualmente; intente comer sólo los platos típicos de la festividad, como por ejemplo el *panettone* de Navidad. De esta forma logrará controlar las calorías ingeridas.
- *Adopte las técnicas aplicadas en el restaurante:* en las ocasiones festivas también funcionan las técnicas de comer lentamente, vigilar el pan y el vino, no saltearse las comidas precedentes, comer un tentempié media hora antes de la comida o la cena, tomar porciones pequeñas, etc.
- *Programe unas vacaciones activas y relajantes:* muchos centros turísticos ofrecen amplias posibilidades de hacer deporte; busque el que más le convenga. Durante su estancia alterne la actividad física con el reposo y el relajamiento. Si es usted amante de la naturaleza, organice unas vacaciones en bicicleta: son muy amenas y le permitirán llevar un adecuado control del peso aunque coma de más.

Actividades del paso 3
Reducir los estímulos que llevan a comer en exceso
Para reducir los estímulos que llevan a comer en exceso no es necesario trabajar en todos los aspectos sino sólo en los que para usted constituyen un problema. Por ejemplo, para un ama de casa los estímulos están más vinculados con hacer la compra, cocinar o tener mucha comida en casa; en cambio, para un gerente el problema se centra en controlar las situaciones sociales, como comidas o cenas de trabajo.

Para elegir las técnicas de control de los estímulos en las que debe trabajar proceda de la siguiente manera:

Identifique las técnicas de control de los estímulos en las que debe trabajar
Señale los estímulos que sean problemáticos para usted.
Antes de comer
- ❏ hacer la compra
- ❏ guardar la comida
- ❏ preparar la comida
- ❏ servir la comida

Durante la comida
- ❏ comer lentamente
- ❏ comer en el mismo sitio y con la mesa puesta

❑ dejar una pequeña porción de comida en el plato
❑ comer siempre a la misma hora

Después de comer
❑ recoger la mesa justo después de comer
❑ no conservar los restos
❑ levantarse de la mesa justo después de haber comido

Situaciones en las que hay un fuerte impulso de comer externo
❑ comer en un restaurante
❑ comer en casa de amigos
❑ fiestas, vacaciones y eventos especiales

Trabaje en las técnicas de control de estímulos elegidas
Cada mañana apunte en su diario de la alimentación la técnica en la que quiere trabajar y al final del día revise los problemas que se han presentado. Las técnicas aplicadas en un mismo día pueden ser múltiples (por ejemplo, hacer la compra, guardar la comida y comer lentamente) o distintas de un día para el otro (por ejemplo, el domingo técnicas para controlar la alimentación en el restaurante y comer lentamente; el lunes preparar y servir la comida correctamente).

La tabla 3.1 contiene un ejemplo del diario rellenado por Carla durante el paso 3 del programa. Como se puede constatar, Carla continúa con el esquema de alimentación estricto, hace 3 comidas al día más un tentempié y adopta el sistema de intercambio de los grupos alimenticios, camina 30 minutos y ha elegido trabajar en cómo hace la compra y en comer lentamente. No ha encontrado dificultades en hacer la compra, pero ha conseguido aplicar las técnicas para comer lentamente sólo a la hora de la comida y no en la cena.

Síntesis de las actividades del paso 3
- Rellenar el diario de la alimentación
- Rellenar el diario de la actividad física
- Pesarse una vez por semana y rellenar la tabla del peso semanal
- Modificar la alimentación para conseguir el peso adecuado
  Regularizar la frecuencia de las comidas: hacer 3 comidas más un tentempié
  Comer pequeñas porciones y disminuir el consumo de grasas utilizando las técnicas de intercambio de los grupos alimenticios
- Aumentar los niveles de actividad física
  Adoptar un estilo de vida activo

Tabla 3.1   Diario alimenticio de Carla

Día *miércoles*   Fecha *2 de noviembre*   *hora 8*   *hora 13*
                                                                                            hora 17   *hora 20*

Hora	Comidas y bebidas consumidas	Lugar	*	Contexto y comentarios
8	1 taza de leche descremada 3 rebanadas de tostada	En casa		Técnicas de control de estímulos: comer lentamente, hacer la compra de forma correcta
13	1 porción de pasta 1 porción de tomates 1 cucharada de aceite de oliva 1 manzana	En casa		Todo bien, he conseguido comer lentamente (ha sido muy útil la técnica de masticar mucho y hacer pausas dejando los cubiertos apoyados en el plato)
17	1 jugo de fruta 1 pastelito	En la pausa del trabajo	*	Situación de riesgo interno. Me sentía triste (a menudo utilizo la comida para frenar mis emociones negativas)
20	2 huevos 1 plato de verdura hervida 1/2 pancito 1 cucharada de aceite de oliva 1 naranja	En casa, en la cocina		He empezado a comer lentamente, pero luego discutiendo con mi marido lo he olvidado y he vuelto a comer rápidamente y he terminado el plato la primera. El día ha ido bien e incluso he conseguido hacer la compra sin dejarme condicionar por la sección de dulces del supermercado

Diario de la actividad física de Carla

Hora	Tipo de actividad	Minutos	Contexto y comentarios
18.30	Caminar	30	Placentero y relajante

Caminar o hacer otras actividades aeróbicas durante 30 minutos o más al día la mayoría de días de la semana
Hacer ejercicios de gimnasia calisténica o con pesas 2 veces por semana

- Técnicas de control de los estímulos
  Identificar las técnicas de control de los estímulos con las que se quiere trabajar
  Trabajar cada día en las técnicas de control de estímulos elegidas
- Hacer la evaluación semanal

Evaluación semanal

La evaluación se efectúa al final de la semana. Responda a las preguntas siguientes.

¿He rellenado el diario de la alimentación?
❏ siempre ❏ a menudo ❏ a veces ❏ nunca

¿He tenido episodios de alimentación excesiva?
❏ SÍ ❏ NO

En caso afirmativo, ¿puedo identificar el porqué?
....
....

¿He rellenado el diario de la actividad física?
❏ siempre ❏ a menudo ❏ a veces ❏ nunca

¿Me estoy pesando una vez por semana?
❏ SÍ ❏ NO

¿He rellenado la tabla del peso semanal?
❏ SÍ ❏ NO

¿He hecho 3 comidas + una merienda?
❏ siempre ❏ a menudo ❏ a veces ❏ nunca

¿He respetado las cantidades del alimento de referencia?
❏ siempre ❏ a menudo ❏ a veces ❏ nunca

¿He ingerido todos los grupos alimenticios previstos por el esquema alimenticio?
❏ siempre ❏ a menudo ❏ a veces ❏ nunca

¿He intentado hacer variaciones dentro de los diferentes grupos alimenticios?
  ❏ siempre   ❏ a menudo   ❏ a veces   ❏ nunca

¿He logrado corregirme cuando algo no ha ido bien?
  ❏ siempre   ❏ a menudo   ❏ a veces   ❏ nunca

¿Cuáles han sido los obstáculos principales que he encontrado al seguir el programa alimenticio?
....
....

¿He intentado llevar un estilo de vida activo?
  ❏ siempre   ❏ a menudo   ❏ a veces   ❏ nunca

¿Cuántas veces en esta semana he caminado 30 minutos o más al día?..............

¿Cuántas veces en esta semana he hecho ejercicios de gimnasia calisténica o con pesas?...............

¿He identificado las técnicas de control de estímulos con las que debo trabajar?
  ❏ SÍ   ❏ NO

¿He trabajado cada día con las técnicas de control de estímulos elegidas?
  ❏ siempre   ❏ a menudo   ❏ a veces   ❏ nunca

Cuándo pasar al paso siguiente
Aprender a utilizar las técnicas de control de los estímulos requiere un trabajo largo y laborioso que deberá continuar a lo largo de todo el programa. Así pues, aunque en 2 ó 3 semanas no haya logrado aplicar correctamente y con constancia las técnicas que haya elegido, puede pasar al paso 4.

Paso 4

Identificar las situaciones de alto riesgo y usar actividades alternativas

En el paso 2 usted empezó a trabajar para mejorar su alimentación y ha intentado seguir un nuevo método de comer con el fin de alcanzar el peso adecuado. Algunas personas no encuentran dificultades en seguir el esquema alimenticio propuesto, en cambio otras se topan con muchos problemas que, dependiendo de los casos, atañen a la frecuencia de las comidas y a la cantidad o la calidad de alimentos que deberían comer. En el paso 3 ha encontrado útiles consejos para disminuir los estímulos externos que en su momento pueden llevarlo a comer en exceso.

En el paso 4 veremos cómo mejorar en general su capacidad de controlar la alimentación. Aprenderá a analizar las diferentes situaciones de alto riesgo que lo conducen a perder el control y a encontrar actividades alternativas con las que mantenerse ocupado para evitar ceder ante el impulso de comer en exceso. Tener a su disposición un buen número de actividades alternativas a la comida es un paso necesario en el camino hacia el peso adecuado: de esta forma conseguirá mantener el control de su alimentación aunque todavía no haya resuelto todos los problemas de fondo que influyen en su comportamiento alimenticio.

Actividades del paso 4
Identificar las situaciones de alto riesgo
Este tipo de situaciones es distinto en cada uno de nosotros: lo que para una persona representa un riesgo puede no serlo para otra. Para algunos pueden ser peligrosas las situaciones en las que nos encontramos en medio de otra gente (situaciones de alto riesgo externas), mientras que para otros el problema lo constituyen las situaciones en las que experimentamos emociones o sensaciones (situaciones de alto riesgo internas). No obstante, en muchos casos el riesgo deriva de una combinación de factores externos e internos (situaciones de alto riesgo mixtas). Veamos estas situaciones con más detenimiento.

Situaciones emotivas negativas
El aburrimiento, la soledad, la ansiedad, la depresión y la rabia son emociones negativas que a menudo nos impulsan a comer demasiado; también forman parte de esta categoría las reacciones emotivas negativas que derivan del conflicto con otra persona (críticas, discusiones, separaciones). Recuerde: más de la mitad de los casos en los que perdemos el control con la comida derivan de situaciones en las que experimentamos emociones negativas.

Situaciones emotivas positivas
También podemos perder el control cuando nos sentimos bien, es decir, en una situación que provoca emociones y sentimientos positivos, como por ejemplo las vacaciones, una fiesta de cumpleaños, un resultado positivo en el colegio o el trabajo. En esos momentos podemos sentirnos autorizados a hacer *excepciones especiales* y concedernos el lujo de comer en exceso.

Pensamientos que engordan
Muchas veces, antes de ceder a las tentaciones de la comida nos dejamos llevar por pensamientos que, según mi criterio, *engordan* porque contribuyen en gran medida a hacernos perder el control y comer en exceso. Algunos de los pensamientos típicos que engordan son: «A estas alturas ya debería haber perdido 10 kg: como no lo he conseguido, no importa que abandone»; «Toda la familia me tiene que ayudar a seguir el programa comiendo lo mismo que yo; si no es así, ¡no lo conseguiré nunca!»; «Mi vida debería estar libre de todo estrés; sólo así podré adelgazar y seguir la dieta»; «No es posible que tenga que seguir un programa para adelgazar que requiera un esfuerzo tan grande; será mejor que busque un programa más fácil»; «Tengo que seguir la dieta a la perfección, sin fallar nunca»; «Mi vida es tan estresante que no puedo negarme el placer de la comida. Cuando estoy estresado debo comer a toda costa»; «No puedo resistir ante los chocolatines cuando los veo. Tengo que comérmelos porque me gustan demasiado»; «¡Es imposible decir que no cuando algún amigo te ofrece comida!»; «¡Es terrible que para adelgazar tenga que hacer actividades físicas y limitar mi alimentación!»; «No tengo capacidad alguna de autocontrol: la comida es más fuerte que yo»; «Nunca conseguiré adelgazar, así que da igual si sigo comiendo lo que quiero».

Hambre de dieta
Esta situación de alto riesgo depende directamente de nuestro organis-

mo que, como reacción a los sacrificios de una dieta, puede provocar un irresistible deseo de comer e incitarnos a comer en exceso.

Situaciones sociales
Muchas pérdidas de control ocurren cuando nos encontramos con otras personas (comidas de trabajo, cenas en casa de amigos, fiestas, etc.). En esos casos los demás pueden incitarnos a comer mucho de forma directa o indirecta: directa, si alguien nos invita a descuidarnos y nos ofrece comida pronunciando frases como ésta: «Prueba esto: aunque te saltees la dieta por una vez, ¿qué puede ocurrir?»; indirecta si, por ejemplo, nos encontramos en un lugar en el que todos comen mucho y hay una gran cantidad de comida disponible o bien, por el contrario, cuando comemos con personas que están siguiendo una dieta, ya que puede resultarnos difícil seguir nuestros esquemas alimenticios.

Ver o comer algunos alimentos
También podemos perder el control cuando, por ejemplo, vemos dulces o empezamos a comer algunos alimentos como el chocolate o sentimos el olor de alguna comida apetitosa.

Para identificar las situaciones de alto riesgo, que ya se deberían haber reproducido en la columna 5 del diario de la alimentación, analice sus diarios, en especial la columna del asterisco y la del contexto y los comentarios. ¿Las situaciones en las que ha comido demasiado pueden clasificarse en una o más de las categorías de situaciones de alto riesgo descritas más arriba? Si la respuesta es afirmativa, lo cual es probable, rellene la tabla 4.1 de las situaciones de alto riesgo (la tabla 4.2 contiene las situaciones de alto riesgo de Carla).

Encontrar actividades alternativas a la comida
Debería dedicarse a estas actividades alternativas en situaciones de alto riesgo y cuando sienta el impulso de comer mucho. Las actividades alternativas pueden ser muchas y variar de una persona a otra pero se pueden dividir esquemáticamente en dos grupos:
 a. cosas para pensar
 b. cosas para hacer
La actividad de esta semana es escribir una lista de actividades alternativas en un papel recordatorio y llevarlo siempre encima. Escriba por un lado las cosas que debe repetirse a sí mismo y por otro las cosas para hacer (mejor con lápiz, así podrá sustituir las actividades que no

Tabla 4.1	Mis situaciones de alto riesgo

1. Estados emotivos negativos

2. Estados emotivos positivos

3. Pensamientos que engordan

4. Hambre de dieta

5. Situaciones sociales

6. Ver o comer algunos alimentos

Tabla 4.2 — Situaciones de alto riesgo de Carla

1. Estados emotivos negativos
Aburrimiento (cuando no tengo nada que hacer)
Soledad (los domingos, si no tengo con quién salir)
Ansiedad (cuando estoy preocupada por algo que debo hacer)

2. Estados emotivos positivos
Alegría (cuando algo me va bien en el trabajo)

3. Pensamientos que engordan
No puedo resistir ante el chocolate cuando lo veo. ¡Tengo que comerlo porque me gusta demasiado!
No debo perder el control nunca: si lo hiciera engordaría inmediatamente.

4. Hambre de dieta
Cuando me salteo comidas
Cuando elimino los hidratos de carbono

5. Situaciones sociales
En casa de amigos (sobre todo en casa de Juana)
En el restaurante
En vacaciones (sobre todo si voy a lugares donde hay bufé)
En las comidas de trabajo
Cuando como con Juana, quien me incita a abandonar la dieta

6. Ver o comer algunos alimentos
Cuando veo el chocolate
Cuando vuelvo a casa y percibo el olor a comida

---

funcionan por otras más eficaces). Deberá tener a mano ese papel en los momentos difíciles así que lo mejor es guardarlo en el bolsillo o en el bolso. En las situaciones de alto riesgo y cuando sienta el impulso de comer, tome nota inmediatamente en la columna 5 del diario describiendo el tipo de situación; luego mire su recordatorio de actividades

Tabla 4.3	El recordatorio de Carla

Anverso

Cosas para pensar
- puedo resistir
- pienso en lo bien que estaré con el peso adecuado
- reflexiono sobre las consecuencias negativas de comer en exceso
- no quiero hacerlo
- pienso en la reacción de mi marido
- pienso en el deseo de comida como si fuera una onda que aumenta hasta llegar a un punto máximo para disminuir luego poco a poco de intensidad
- pienso en los motivos que me han llevado a dejar de comer en exceso
- es duro, pero puedo conseguirlo
- estoy siguiendo un programa científico que me ayuda a controlar la alimentación
- el hambre es como un dictador: antes o después se irá

Reverso

Cosas para hacer
- me alejo de la comida
- llamo a Juana y si no está llamo a Julia
- voy a hacer *footing*
- espero a que el deseo de comer disminuya
- retraso una hora el momento de comer
- leo un libro
- escucho mi música favorita
- pido ayuda a mi marido
- me ducho
- pego puñetazos a un almohadón
- tomo cubitos de hielo con la mano y me concentro en las sensaciones físicas

alternativas, analícelas una por una y elija la que le parezca más apropiada. La tabla 4.3 contiene el recordatorio elaborado por Carla, mientras que la tabla 4.4 reproduce el diario de la alimentación rellenado por ella después de haber puesto en práctica las actividades alternativas.

Para que la actividad alternativa sea eficaz debe respetar tres principios:

1 Dejar que pase el tiempo: los impulsos disminuyen al cabo de poco tiempo. Media hora debería ser un período lo suficientemente largo como para hacer disminuir el deseo y conseguir resistirse fácilmente. En ese lapso de tiempo debería hacer algo que lo distraiga.

2 Hacer que comer en exceso sea difícil desde el punto de vista práctico.

Tabla 4.4	Diario alimenticio de Carla			
Día *jueves*		Fecha *24 de noviembre*	hora 8.30 hora 17	hora 13 hora 20

Hora	Comidas y bebidas consumidas	Lugar	*	Contexto y comentarios
8.30	1 taza de leche descremada 3 rebanadas de tostada	En casa		Hoy estoy un poco nerviosa
13	1 porción de arroz 1 porción de tomates 1 cucharada de aceite de oliva 1 manzana	En el buffet libre		Todo bien, he conseguido comer lentamente (ha sido muy útil la técnica de masticar mucho y hacer pausas dejando apoyados los cubiertos en el plato)
17	1 naranja	En la pausa del trabajo		
20	1 pechuga de pollo 1 plato de verdura cocida 1/2 pancito 1 cucharada de aceite de oliva 1 naranja	En casa en la cocina		*Situación de riesgo mixta* Esta noche estoy muy cansada y en la heladera está mi helado preferido. Siento que podría comer en exceso. *Actividad alternativa* Me digo a mí misma que, aunque sea difícil, puedo aguantar. He llamado a Francisca y luego me he dado un baño. Ahora no siento ganas de comer en exceso. Tengo intención de acostarme temprano.

Diario de la actividad física de Carla

Hora	Tipo de actividad	Minutos	Contexto y comentarios
18.30	Caminar	30	Placentero y relajante

3 Distraer y, a ser posible, ser placentera.

Así pues, antes que nada es importante reconocer rápidamente las situaciones que pueden incitarlo a comer en exceso y luego aprender a afrontarlas.

También hay que recordar que las actividades alternativas son más eficaces si aúnan las cosas que hacer con las cosas que pensar, y si se utilizan justo cuando uno se enfrenta a una situación de alto riesgo. No reaccionar rápidamente implica ceder y entonces entra en vigor la vieja máxima que reza «el que duda está perdido».

Síntesis de las actividades del paso 4

- Rellenar el diario de la alimentación
- Rellenar el diario de la actividad física
- Pesarse una vez por semana y rellenar la tabla del peso semanal
- Modificar la alimentación para conseguir el peso adecuado
  Regularizar la frecuencia de las comidas: hacer 3 comidas más un tentempié
  Comer pequeñas porciones y disminuir el consumo de grasas utilizando las técnicas de intercambio de los grupos alimenticios
- Aumentar los niveles de actividad física
  Adoptar un estilo de vida activo
  Caminar o desarrollar otras actividades aeróbicas durante 30 minutos o más al día la mayoría de días de la semana
  Hacer ejercicios de gimnasia calisténica o con pesas 2 veces por semana
- Técnicas de control de los estímulos
  Trabajar cada día en las técnicas de control de estímulos elegidas
- Identificar las situaciones de alto riesgo
  Rellenar la tabla de las situaciones de alto riesgo (revisar los diarios)
- Encontrar actividades alternativas
  Escribir el papel recordatorio
  Aplicar *inmediatamente* las actividades alternativas frente a las situaciones de alto riesgo
- Hacer la evaluación semanal

Evaluación semanal

La evaluación se efectúa al final de la semana. Responda a las preguntas siguientes.

¿He rellenado el diario de la alimentación?
❏ siempre ❏ a menudo ❏ a veces ❏ nunca

¿He tenido episodios de alimentación excesiva?
❏ SÍ ❏ NO

En caso afirmativo, ¿puedo identificar el porqué?
....
....

¿He rellenado el diario de la actividad física?
❏ siempre   ❏ a menudo   ❏ a veces   ❏ nunca

¿Me estoy pesando una vez por semana?
❏ SÍ   ❏ NO

¿He rellenado la tabla del peso semanal?
❏ SÍ   ❏ NO

¿He hecho 3 comidas + una merienda?
❏ siempre   ❏ a menudo   ❏ a veces   ❏ nunca

¿He respetado las cantidades del alimento de referencia?
❏ siempre   ❏ a menudo   ❏ a veces   ❏ nunca

¿He ingerido todos los grupos alimenticios previstos por el esquema alimenticio?
❏ siempre   ❏ a menudo   ❏ a veces   ❏ nunca

¿He intentado hacer variaciones dentro de los diferentes grupos alimenticios?
❏ siempre   ❏ a menudo   ❏ a veces   ❏ nunca

¿He logrado corregirme cuando algo no ha ido bien?
❏ siempre   ❏ a menudo   ❏ a veces   ❏ nunca

¿Cuáles han sido los obstáculos principales que he encontrado al seguir el programa alimenticio?
....
....

¿He intentado llevar un estilo de vida activo?
❏ siempre   ❏ a menudo   ❏ a veces   ❏ nunca

¿Cuántas veces en esta semana he caminado 30 minutos o más al día?...............

¿Cuántas veces en esta semana he hecho ejercicios de gimnasia calisténica o con pesas?..............

¿He trabajado cada día con las técnicas de control de estímulos elegidas?
❏ siempre   ❏ a menudo   ❏ a veces   ❏ nunca

¿He identificado mis situaciones de alto riesgo?
❏ SÍ   ❏ NO

¿He rellenado la tabla de las situaciones de alto riesgo?
❏ SÍ   ❏ NO

¿He escrito el papel recordatorio de las actividades alternativas?
❏ SÍ   ❏ NO

¿He puesto en práctica actividades alternativas frente a las situaciones de alto riesgo?
❏ siempre   ❏ a menudo   ❏ a veces   ❏ nunca

Cuándo pasar al paso siguiente

Este paso también requiere bastante tiempo. No se puede prever si encontrará situaciones de alto riesgo para poder así utilizar las actividades alternativas. De todas formas, le aconsejo mantenerse en el paso 4 durante por lo menos tres semanas y luego pasar al 5. Pero antes deberá hacer una revisión general del programa.

Evaluación general sobre la evolución del programa
Evolución del peso
- Si ha adelgazado entre 1/4 y 1 kg por semana: es un resultado positivo, puede continuar con el programa.
- Si ha adelgazado tras las dos primeras semanas más de 1 kg por semana: el resultado es positivo pero quizá ha elegido un esquema alimenticio demasiado estricto; si es mujer, pase al esquema moderado de 1.500 calorías, si es hombre, pase al esquema de 1.800 calorías.
- Si no ha adelgazado o ha aumentado de peso a pesar de haber hecho todo lo posible por cambiar, deberá recurrir a una ayuda profesional.
- Si no ha adelgazado o ha aumentado de peso pero no ha hecho todo lo posible por cambiar, deberá revisar sus motivaciones; po-

dría, por ejemplo, releer la sección «Antes de empezar» del manual y reevaluar con atención las ventajas y desventajas de la pérdida de peso. Si sus motivaciones son adecuadas y se siente preparado, podrá empezar el programa desde el paso 1 tras una breve pausa. Pero si, por el contrario, sus motivaciones no son adecuadas, tómese un largo período de reflexión; siempre podrá volver a empezar el programa en un momento más adecuado.

Para los que padecen el trastorno de la alimentación incontrolada
- Resultado 1: si la frecuencia de los atracones ha menguado puede continuar el programa y pasar al paso 5.
- Resultado 2: si no se ha constatado ninguna reducción en la frecuencia de los atracones a pesar de haber hecho todo lo posible por cambiar, deberá recurrir a una ayuda profesional.
- Resultado 3: si no se ha constatado ninguna reducción en la frecuencia de los atracones pero no ha hecho todo lo posible por cambiar, deberá revisar sus motivaciones; podría, por ejemplo, releer la sección «Antes de empezar» del manual y reevaluar con atención las ventajas y desventajas del cambio. Si sus motivaciones son adecuadas y se siente preparado, podrá empezar de nuevo el programa desde el paso 1 tras una breve pausa. Pero si, por el contrario, sus motivaciones no son adecuadas, tómese un largo período de reflexión; siempre podrá volver a empezar el programa en un momento más adecuado.

Para todos
No se sienta culpable si se está esforzando en el programa pero no ha mejorado: no es un signo de su incapacidad sino que simplemente este tipo de programa no es adecuado para usted. Busque otro tratamiento y recurra a la ayuda de terapeutas expertos en curar la obesidad. Ya verá cómo tarde o temprano encontrará lo que más le conviene.

Paso 5

Resolver los problemas que llevan a comer en exceso y a no desarrollar una actividad física

En el paso 4 hemos presentado el método de las actividades alternativas como técnica eficaz para resistir a la tentación de comer cuando se siente un deseo irresistible o cuando se está en una situación de alto riesgo, debida a la presencia de otra gente o a nuestro estado de ánimo. En el paso 5 hablaremos de un nuevo método para aumentar la capacidad de autocontrol y evitar comer mucho. Este método le ayudará a resolver los problemas que habitualmente llevan a perder el control y a comer en exceso. Es diferente del método de las actividades alternativas porque no se adopta necesariamente en el preciso momento en el que uno siente el riesgo de comer en exceso sino que se aplica con antelación, para poder impedir desde el principio las situaciones de riesgo que normalmente nos incitan a perder el control.

El ejemplo siguiente le ayudará a entender mejor la diferencia entre el uso de las actividades alternativas y la resolución de los problemas. La señora Carla vive sola y muchas veces por la noche, después de cenar, todavía tiene ganas de comer; ha aprendido a mantenerse ocupada con actividades alternativas en el preciso momento en el que aparecen las ganas, experimentando con éxito la técnica de telefonear a una amiga, hacer un poco de gimnasia y luego ducharse. Pero, desgraciadamente, esto no siempre funciona y a menudo se pone a picotear hasta que llega la hora de dormir. Es evidente que la señora Carla tiene un problema que sigue produciéndose y que la empuja a comer en exceso después de cenar: para resolverlo ha aplicado la técnica de resolución de problemas (en 7 fases) que les presento a continuación.

Fase 1: identificar rápidamente el problema
Lo más importante es ser hábiles en reconocer rápidamente el problema e identificar los primeros síntomas. Cada vez que se le presente un fuerte deseo de comer, identifique el problema que hay detrás; si encuentra más de uno, intente separarlos porque podrían tener soluciones diferentes.

Fase 2: especificar el problema detalladamente
A veces no es fácil entender la verdadera naturaleza del problema; muchos pacientes al principio me dicen simplemente que el problema es que tienen hambre y que es más fuerte que su fuerza de voluntad. En realidad, un análisis con detenimiento revela a menudo que el verdadero problema no es el hambre sino el hecho de que esas personas están aburridas, solas o tristes y dominan esas situaciones con la comida. La señora Carla, por ejemplo, se dio cuenta de que generalmente tenía ganas de comer después de cenar, cuando su jornada laboral había sido muy pesada, o cuando estaba cansada y no tenía nada programado para la noche; por lo tanto, su problema es el siguiente: «Estoy cansada y no tengo nada programado para esta noche».

Fase 3: contemplar todas las soluciones posibles
La tercera fase es la que los anglosajones llaman *brainstorming* (o sea, «tempestad de ideas»). Consiste en dejar libre el pensamiento y poner por escrito todas las posibles soluciones que vienen a la mente, aunque puedan parecer irrealizables o ridículas: de esta forma es factible encontrar una solución inesperada. La señora Carla ha identificado las siguientes soluciones posibles utilizando la técnica del *brainstorming*:
- tomar un baño caliente
- mirar la televisión
- telefonear a amigos para ver si están disponibles para una cita
- limpiar la casa
- dar un paseo.

Fase 4: profundizar en las consecuencias de cada posible solución
La fase 4 es el análisis detallado de cada posible solución por separado, preguntándose en cada caso lo siguiente: «¿Cuál es la probabilidad de que esta solución funcione?» o bien «Si esta solución funciona, ¿cuáles serían las consecuencias?». En la práctica, el proceso consiste en analizar los pros y los contras de cada solución posible. Volvamos a la señora Carla y veamos su análisis.
- Tomar un baño caliente: «Es una buena idea, me relajará y al mismo tiempo me alejará de la tentación de comer».
- Mirar la televisión: «No es una buena idea. Sé muy bien que la televisión no me ayuda a distraerme sino que, al contrario, muchas veces me incita a comer en exceso».
- Telefonear a amigos para concertar una cita: «Seguramente es una idea inteligente; sé por experiencia que, cuando me siento sola, si alguien me llama o viene a buscarme me ayuda a sentirme mejor».

- Limpiar la casa: «Después de toda una jornada laboral no es buena idea ponerse a hacer limpieza de la casa. Sólo acrecentaría mi frustración y mi sentimiento de soledad».
- Dar un paseo: «Ésta también es una buena idea: me ayudará a permanecer lejos de la comida, a relajarme y, al mismo tiempo, a consumir calorías».

Fase 5: elegir la solución o la combinación de soluciones que parezca mejor
Si la fase anterior se ha superado bien, la elección debería ser obvia, es decir, se impondrá la solución con más ventajas y menos desventajas.

En el caso de la señora Carla, su elección ha sido una combinación de soluciones en este orden: tomar un baño caliente, llamar a los amigos y, si no están disponibles, ir a dar un paseo.

Fase 6: poner en práctica la solución
Ésta es la fase de la acción. En ella es importante no ser muy estrictos a la hora de seguir el plan trazado; si nos damos cuenta de que la solución elegida no es lo suficientemente eficaz, es posible considerar otras que hayan sido identificadas en las fases 3 y 4 del proceso.

Fase 7: revisar todo el proceso
El último paso consiste en revisar todo el proceso *a posteriori*, por ejemplo, al día siguiente, para analizar si hubiera sido posible hacer algo mejor. Lo más importante no es evaluar si el problema se ha resuelto o no (aunque evidentemente sea relevante) sino si la solución a los problemas hubiera podido ser mejor.

Volvamos a nuestro ejemplo. Una noche, la señora Carla ha tomado un baño caliente, luego ha llamado a dos amigos, de los cuales ninguno estaba disponible; finalmente ha salido a dar un paseo de 45 minutos. Cuando ha vuelto a casa ya no tenía ganas de comer, ha mirado un poco la televisión y luego se ha ido a dormir. Al día siguiente ha revisado cada paso de este proceso y ha pensado que el trabajo hecho había sido moderado y que debería buscarse algún *hobby* que, en lo posible, implicara a otras personas.

Cuando se le presente un problema que podría incitarlo a comer en exceso, utilice la resolución de problemas de la siguiente forma: tome el diario de la alimentación y apunte el «problema» en la columna 5; luego dé vuelta la hoja y en el reverso escriba las 7 fases.

La tabla 5.1 contiene el ejemplo del diario rellenado por Carla, quien ha aplicado la técnica de resolución de los problemas.

Tabla 5.1	Diario alimenticio de Carla			
Día *martes*		Fecha *12 de diciembre*	hora *8.30* hora *17*	hora *13* hora *20*

Hora	Comidas y bebidas consumidas	Lugar	*	Contexto y comentarios
8.30	1 vasito de yogur 2 cucharadas de cereales	En casa		
13	1 porción de espaguetis 1 porción de ensalada 1 cucharada de aceite de oliva 1 naranja	En casa		
17	1 manzana	En la pausa del trabajo		
20	Pescado a la plancha 1 plato de ensalada 1/2 pancito 1 cucharada de aceite de oliva 1 naranja	En casa, en la cocina		*Problema* Por la noche, después de cenar, a veces me dan ganas de comer

Diario de la actividad física de Carla

Hora	Tipo de actividad	Minutos	Contexto y comentarios
18.30	Bicicleta	45	Al principio no tenía ganas pero luego me distrajo

Tabla 5.1	Continuación

Fase 1
Por la noche, después de cenar, a veces me dan ganas de comer.

Fase 2
Normalmente me dan ganas de comer cuando he tenido una jornada laboral muy pesada, me siento cansada y no tengo nada programado para la noche.

Fase 3
- tomar un baño caliente
- mirar la televisión
- telefonear a amigos para ver si están disponibles para una cita
- limpiar la casa
- dar un paseo.

Fase 4
- Tomar un baño caliente: «Es una buena idea, me relajará y al mismo tiempo me alejará de la tentación de comer».
- Mirar la televisión: «No es una buena idea. Sé muy bien que la televisión no me ayuda a distraerme sino que, al contrario, muchas veces me incita a comer en exceso».
- Telefonear a amigos para ver si éstan disponibles: «Seguramente es una idea inteligente; sé por experiencia que, cuando me siento sola, si alguien me llama o viene a buscarme me ayuda a sentirme mejor».
- Limpiar la casa: «Después de toda una jornada laboral no es buena idea ponerse a hacer limpieza de la casa. Sólo acrecentaría mi frustración y mi sentimiento de soledad».
- Dar un paseo: «Ésta también es una buena idea: me ayudará a permanecer lejos de la comida, a relajarme y, al mismo tiempo, a consumir calorías».

Fase 5
Tomar un baño caliente, telefonear a mis amigos y si no están disponibles ir a dar un paseo.

Fase 6
Primero tomé un baño caliente, luego llamé a dos amigos, de los cuales ninguno estaba disponible, así que salí y di un paseo de 45 minutos; cuando volví a casa mis ganas de comer habían desaparecido; miré la televisión y luego me fui a dormir.

Revisión
El trabajo que hice ha sido moderado; tengo que buscarme algún *hobby*, quizá me convendría uno que implicara a otras personas.

Síntesis de las actividades del paso 5

- Rellenar el diario de la alimentación
- Rellenar el diario de la actividad física
- Pesarse una vez por semana y rellenar la tabla del peso semanal
- Modificar la alimentación para conseguir el peso adecuado

Regularizar la frecuencia de las comidas: hacer 3 comidas más un tentempié
Comer pequeñas porciones y disminuir el consumo de grasas utilizando las técnicas de intercambio de los grupos alimenticios
- Aumentar los niveles de actividad física
Adoptar un estilo de vida activo
Caminar o desarrollar otras actividades aeróbicas durante 30 minutos o más al día la mayoría de días de la semana
Hacer ejercicios de gimnasia calisténica o con pesas 2 veces por semana
- Técnicas de control de los estímulos
Trabajar cada día en las técnicas de control de estímulos elegidas
- Identificar las situaciones de alto riesgo
- Aplicar actividades alternativas
- Utilizar la técnica de resolución de problemas
- Hacer la evaluación semanal

Evaluación semanal

La evaluación se efectúa al final de la semana. Responda a las preguntas siguientes.

¿He rellenado el diario de la alimentación?
❏ siempre   ❏ a menudo   ❏ a veces   ❏ nunca

¿He tenido episodios de alimentación excesiva?
❏ SÍ   ❏ NO

En caso afirmativo, ¿puedo identificar el porqué?
....
....

¿He rellenado el diario de la actividad física?
❏ siempre   ❏ a menudo   ❏ a veces   ❏ nunca

¿Me estoy pesando una vez por semana?
❏ SÍ   ❏ NO

¿He rellenado la tabla del peso semanal?
❏ SÍ   ❏ NO

¿He hecho 3 comidas + una merienda?
❏ siempre   ❏ a menudo   ❏ a veces   ❏ nunca

¿He respetado las cantidades del alimento de referencia?
❏ siempre   ❏ a menudo   ❏ a veces   ❏ nunca

¿He ingerido todos los grupos alimenticios previstos por el esquema alimenticio?
❏ siempre   ❏ a menudo   ❏ a veces   ❏ nunca

¿He intentado hacer variaciones dentro de los diferentes grupos alimenticios?
❏ siempre   ❏ a menudo   ❏ a veces   ❏ nunca

¿He logrado corregirme cuando algo no ha ido bien?
❏ siempre   ❏ a menudo   ❏ a veces   ❏ nunca

¿Cuáles han sido los obstáculos principales que he encontrado al seguir el programa alimenticio?
....
....

¿He intentado llevar un estilo de vida activo?
❏ siempre   ❏ a menudo   ❏ a veces   ❏ nunca

¿Cuántas veces en esta semana he caminado 30 minutos o más al día?................

¿Cuántas veces en esta semana he hecho ejercicios de gimnasia calisténica o con pesas?................

¿He trabajado cada día con las técnicas de control de estímulos elegidas?
❏ siempre   ❏ a menudo   ❏ a veces   ❏ nunca

¿He identificado mis situaciones de alto riesgo?
❏ SÍ   ❏ NO

¿He rellenado la tabla de las situaciones de alto riesgo?
❏ SÍ   ❏ NO

¿He utilizado actividades alternativas frente a las situaciones de alto riesgo?
❏ siempre ❏ a menudo ❏ a veces ❏ nunca

¿He utilizado la técnica de resolución de problemas?
❏ siempre ❏ a menudo ❏ a veces ❏ nunca

Cuándo pasar al paso siguiente

Aunque a primera vista pueda parecer bastante simple, la técnica de resolución de problemas requiere una aplicación constante. En este paso tampoco se puede precisar con exactitud cuánto tiempo es conveniente permanecer en él, puesto que no se puede prever si encontrará algún problema y tendrá oportunidad de aplicar esta técnica. No obstante, según mi experiencia, es prudente mantenerse en el paso 5 durante al menos tres semanas y luego pasar al 6.

Paso 6

Aprender a aceptar el propio peso adecuado

El paso 6 es fundamental para el éxito del programa. De hecho, para muchas personas el peso adecuado puede estar muy por encima de lo que siempre han considerado su peso ideal, o de lo que desean alcanzar a nivel estético. Esto significa que ciertas personas deberán aprender a convivir con un cuerpo que no refleja los modelos de belleza propuestos por nuestra sociedad y aprender a hacer frente a los prejuicios de la gente sobre la obesidad. Dichos prejuicios pueden parecernos tan fuertes que algunos lleguen a odiar su propio cuerpo hasta el punto de tratarlo como a un enemigo al que hay que destruir. Afortunadamente esto no le ocurre a todo el mundo, pero un pequeño comentario, un ligero aumento de peso, una hinchazón del estómago después de comer, o un momento de estrés pueden bastar para sentirse insatisfechos con el propio cuerpo. Además, hay que recordar que la pérdida de peso no siempre consigue mejorar la imagen que se tiene de uno mismo y ciertas personas, aunque adelgacen mucho, pueden seguir sintiéndose insatisfechas con su propio cuerpo. Si este problema no se resuelve, puede ocasionar otros, como la ansiedad social, problemas sexuales y trastornos alimenticios.

Para que un programa de adelgazamiento funcione es muy importante mejorar la imagen que tenemos de nuestro cuerpo y no permitir que el aspecto físico influya de manera tan decisiva en nuestra autoestima. En el paso 6 le propongo varios ejercicios que podrán ayudarle. Pero antes veamos cómo cada uno de nosotros se construye una imagen de sí mismo: la imagen corporal.

La imagen corporal

Nuestra imagen corporal puede dividirse en tres componentes:
   a. El *componente cognitivo y afectivo* (los pensamientos y las sensaciones que tenemos y experimentamos con respecto a nuestro cuerpo).

b. El *componente perceptivo* (el grado de esmero en la valoración de nuestro cuerpo y sus partes).
c. El *componente conductual* (las actividades que llevamos a cabo o evitamos según cómo percibimos y valoramos nuestro cuerpo).

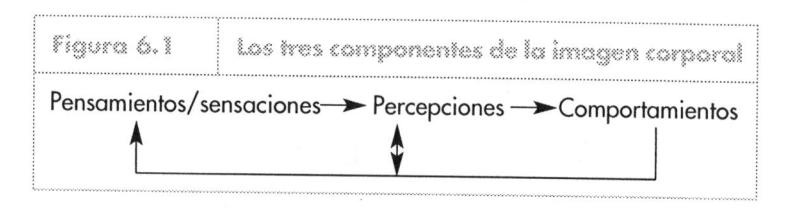

Figura 6.1	Los tres componentes de la imagen corporal
Pensamientos/sensaciones → Percepciones → Comportamientos	

Tomemos de nuevo el ejemplo de nuestra amiga Carla para entender lo difícil que es aceptar nuestro cuerpo cuando uno o más de estos componentes no funciona. Carla ha ido a una fiesta de cumpleaños en la que ha conocido a varias mujeres muy delgadas y ha empezado a juzgar negativamente su cuerpo (componente cognitivo y afectivo). Cuando ha regresado a su casa, este juicio la ha llevado a mirarse en el espejo y verse fea y gorda, especialmente de cintura para abajo (componente perceptivo). Por una parte, el reflejo en el espejo ha acentuado aún más los pensamientos negativos con respecto a su cuerpo y, por otra parte, la ha llevado a pesarse (componente conductual). Pesarse le ha hecho comprobar que no había perdido peso y eso ha acentuado aún más su sensación de desaliento y su juicio negativo sobre sí misma.

Para intentar interrumpir este círculo vicioso y obtener resultados deberemos conseguir modificar los pensamientos sobre nuestro cuerpo (componente cognitivo y afectivo) y los comportamientos que derivan de ellos (componente conductual). La investigación ha demostrado que no es necesario intervenir directamente en el componente perceptivo porque cuando éste es falso, se corrige en muchos casos automáticamente al modificar los otros dos componentes de la imagen corporal.

Cuando lleve a cabo las actividades del paso 6 tenga siempre presente que:
1. Si se siente insatisfecho con su cuerpo, esto depende de cómo se vea a usted mismo *desde dentro*, independientemente de su aspecto físico. Los ejercicios que le propongo en el paso 6 tienen como objetivo modificar su «visión desde dentro», no la apariencia externa.
2. Puede ser que los prejuicios de la sociedad con respecto a las personas obesas, o bien episodios traumáticos que le hayan ocurrido

(por ejemplo, si de pequeño le tomaban el pelo porque era gordo) hayan ejercido un papel decisivo a la hora de desarrollar una imagen negativa de su cuerpo. Pero debe saber que si modifica su actitud y sus comportamientos, con toda seguridad conseguirá mejorar esa imagen.

3. La apariencia física es importante en los primeros momentos de conocer a la gente pero su papel pierde sentido a medida que las personas se conocen mejor.
4. Dado que la imagen que tiene de su cuerpo depende de sus pensamientos y sus percepciones, y no de elementos reales y reconocibles por todos, a menudo sucede que, aunque modifique su aspecto físico (por ejemplo adelgazando), eso no garantiza que consiga gustarse más; al contrario, puede lograr modificar su manera de verse a sí mismo sin necesidad de cambiar realmente su aspecto físico.

Actividades del paso 6
Modificar los pensamientos negativos sobre nuestro cuerpo
Muchas personas obesas se juzgan a sí mismas principalmente basándose en el peso y el aspecto físico. Consideran la delgadez como un valor importante que se debe alcanzar y mantener, por encima del que tienen los padres, los amigos, la escuela o el trabajo. Esta forma de juzgarse a sí mismo da lugar a pensamientos negativos con respecto al propio cuerpo (por ejemplo «Mis piernas son verdaderamente gordas; me veo realmente horrible»; «Con un cuerpo así no encontraré nunca a nadie que me quiera» o «Mi aspecto monstruoso me impedirá encontrar trabajo» o «Mi cuerpo gordo refleja claramente que no valgo nada»). Los pensamientos negativos desembocan luego en comportamientos típicos de los que tienen problemas con la alimentación (por ejemplo, dieta estricta, aislamiento del mundo, atracones). La importancia que le damos a la delgadez y los pensamientos negativos relacionados con nuestro cuerpo es evidentemente irracional y exagerada y no nos ayuda ni a aceptarnos ni a aceptar nuestro peso adecuado.

No es fácil modificar esa actitud porque los pensamientos negativos son «automáticos» y aparentemente están muy lejos de lo racional. Veamos un ejemplo de pensamiento automático. Las primeras veces que una persona conduce un coche está muy concentrada en todo lo que hace: mover el volante, pisar el acelerador, el embrague, el freno, etc. Pero con el paso del tiempo se siente cada vez más segura de sus propias capacidades y al cabo de poco conduce el coche sin pensar en lo que hace. Entonces conduce automáticamente.

Una persona que padece obesidad, sobre todo en una sociedad como la nuestra, que juzga negativamente a las personas *gordas*, y especialmente si en alguna ocasión se han burlado de su aspecto físico, desarrolla de forma parecida pensamientos negativos con respecto a su cuerpo. Al principio piensa en su propio cuerpo y su aspecto físico de forma consciente, pero a menudo, a raíz de eventos especialmente importantes (como por ejemplo el rechazo de un hombre), con el paso del tiempo su manera de evaluarlo se torna automática. Hay gente obesa que piensa constantemente en su cuerpo, desde que se levanta hasta que se acuesta. Cuando se llega a ese punto, cualquier situación, aunque no tenga nada que ver con el cuerpo, puede desencadenar pensamientos negativos al respecto.

Detener el proceso que da lugar a los pensamientos negativos y corregir el juicio de uno mismo y de los demás requiere tiempo y mucha práctica. Puede intentarlo de la siguiente forma: en la columna 6 del diario apunte la frase «pensamiento negativo sobre el cuerpo» cuando se dé cuenta de que está emitiendo juicios negativos sobre su cuerpo; luego en el anverso anote y ponga en práctica las cinco fases que describo a continuación:

1. Identificar la situación (que ha dado lugar al pensamiento negativo). Puede ser un estímulo directo (por ejemplo, un comentario negativo sobre el aspecto físico, un aumento de peso, un atracón, no poder ponerse un vestido) o indirecto (por ejemplo discutir con la pareja).

2. Identificar el pensamiento negativo respecto del cuerpo. El objetivo es capturar los pensamientos o las imágenes que asaltan su mente, pero no las emociones sino los pensamientos o las imágenes. Deberá intentar apuntarlos lo antes posible, justo cuando aparecen. Si repite este ejercicio varias veces conseguirá hacerlo cada vez mejor.

3. Analice las pruebas a favor del pensamiento negativo respecto del cuerpo. Intente establecer los datos objetivos e irrefutables que confirman ese pensamiento. Cuando por ejemplo piensa: «Estoy gorda y por eso no soy nada», intente descubrir la fuente de ese pensamiento y qué pruebas demuestran que tiene fundamento. Es evidente que sus sensaciones subjetivas no se consideran pruebas válidas (por ejemplo «Estoy gorda, por eso no soy nada»). Pregúntese con qué criterio se puede considerar que una persona carece de valor si está gorda. ¿Hay acaso datos científicos que demuestren el valor de una persona según lo que pesa?

4. Analice los datos objetivos que van en contra del pensamiento negativo. Intente poner a debate el pensamiento negativo. ¿Cuáles son las pruebas concretas que lo ponen en tela de juicio? ¿Es un pensamiento realista? ¿Los demás pensarían lo mismo en circunstancias similares? O quizá su manera de razonar es errónea, y si es así, ¿hasta qué punto? ¿Es posible que esté relacionado con los prejuicios que tienen los demás con respecto a las personas obesas? ¿O quizá está usted culpándose por su aspecto físico por no sentirse deseado por los demás? ¿De qué depende el valor de una persona?

5. Reestructure el pensamiento negativo respecto del cuerpo. El último paso consiste en revisar las pruebas a favor y en contra del pensamiento negativo respecto del cuerpo y extraer una conclusión razonada, que podría utilizar luego para orientar su comportamiento, aunque no crea en ello a pies juntillas. Muchas veces la gente con problemas de obesidad se pregunta: «¿Por qué tendría que hacer un ejercicio como éste si no estoy realmente convencido del nuevo razonamiento que he construido artificialmente?». Éste es un punto importante porque las investigaciones de los psicólogos han demostrado que al principio no es necesario creer en el pensamiento alternativo, ya que si se continúa el ejercicio siguiendo los consejos descritos, los pensamientos negativos serán sustituidos automáticamente por los alternativos. El objetivo es conseguir que se pueda construir una descripción de su aspecto físico más objetiva, equilibrada, neutral y carente de connotaciones emotivas de autocrítica. Con el tiempo este trabajo le permitirá aceptar sus *defectos físicos* y juzgarse a usted mismo basándose ya no únicamente en el peso y el aspecto físico sino en otros valores más sanos. De esta forma podrá ahorrarse muchos problemas emotivos y vivir con más tranquilidad su peso adecuado. La tabla 6.1 contiene el diario de la alimentación de Carla, que ha aplicado esta técnica.

Modificar los pensamientos condicionados por la imagen corporal
Los pensamientos negativos automáticos con respecto al cuerpo tienen dos tipos de consecuencias negativas: actuar de forma excesiva (por ejemplo pesarse o mirarse constantemente en el espejo o seguir una dieta estrictamente) o, por el contrario, evitar ciertos comportamientos o actividades (por ejemplo tomar sol en malla, ponerse alguna ropa, evitar mirarse ciertas partes del cuerpo, no pesarse nunca). Esos comportamientos pueden a su vez generar nuevos pensamientos negativos, que empeoran aún más la relación con el propio cuerpo y provocan emociones negativas, como la depresión o una autoestima baja.

En este programa ya hemos trabajado con dichos comportamientos desde el principio (pesarse sólo una vez por semana, seguir una dieta equilibrada pero no estricta). Ahora ha llegado el momento de afrontar también otros comportamientos y actividades condicionadas por su

Tabla 6.1	Diario alimenticio de Carla			
Día *martes*		Fecha *13 de enero*	*hora 8.30* *hora 17*	*hora 13* *hora 20*

Hora	Comidas y bebidas consumidas	Lugar	*	Contexto y comentarios
8.30	1 taza de leche desnatada 3 rebanadas de tostada	En casa		
13	1 porción de pasta 1 porción de tomates 1 cucharada de aceite de oliva 1 manzana	En el autoservicio		
17	1 naranja	En la pausa del trabajo		
20	Entrantes de pescado Róbalo a la plancha 1 porción de verduras aliñadas 1 porción de papas fritas 1/2 pancito 1 cucharada de aceite de oliva 10 cerezas	En el restaurante con amigos	* *	Situación de alto riesgo externa Creo que me he pasado comiendo entrantes y papas, ahora me siento hinchada. Pensamiento negativo con respecto al cuerpo

Diario de la actividad física de Carla			
Hora	Tipo de actividad	Minutos	Contexto y comentarios
18.30	Caminar	30	Placentero y relajante

peso y aspecto físico. Para lograrlo, durante las próximas tres semanas tendrá que dedicar por lo menos 30 minutos al día para hacer unos ejercicios que explico a continuación. Escoja los ejercicios en función del comportamiento que le causa más problemas (por ejemplo, haga

Tabla 6.1	Continuación

1. Situación
Cuando volví del restaurante a casa me miré en el espejo.

2. Pensamiento negativo respecto del cuerpo a analizar
Comí demasiado, soy una persona incapaz, gorda y fea.

3. Pruebas a favor
- los pantalones me quedan un poco estrechos
- tengo la barriga hinchada

4. Pruebas en contra
- estar un poco hinchado después de comer es algo normal que le ocurre a todo el mundo: por lo general, la hinchazón desaparece al cabo de media hora
- no he comido tanto, si me comparo con el resto de comensales me doy cuenta de que han comido lo mismo que yo o incluso más
- la belleza no depende sólo de los kilos
- el valor de una persona no se mide por su peso o por si es capaz de seguir una dieta a la perfección

5. Reestructuración del pensamiento
No he comido tanto, he comido normal. Después de comer es normal sentirse un poco hinchado, además esa hinchazón desaparece al cabo de media hora. El valor de una persona no depende de su aspecto físico o de su capacidad de controlar la alimentación.

---

los ejercicios de exposición si tiende a evitar ciertas situaciones; los de limitar la observación si continúa observándose, etc.); aunque en muchos casos es útil hacer todos los ejercicios sugeridos.

Cuando haga los ejercicios puede ser útil repetir frases *neutrales* sobre su cuerpo, derivadas del ejercicio de reestructuración de pensamientos negativos que hemos visto anteriormente (por ejemplo, Carla repetía la frase siguiente mientras se miraba al espejo: «Sí, es verdad que soy ancha de caderas pero eso no me impide gustar a los demás, y el valor de una persona no depende de las dimensiones de sus caderas»).

NOTA: Considere estos ejercicios como un experimento que pretende enseñarle a encontrar alternativas a los pensamientos y comportamientos habituales. Justo al acabar cada uno de ellos debe anotar en el diario los pensamientos, las emociones y las sensaciones físicas que haya experimentado.

Exponerse a las situaciones que suele evitar (indicado para los que evitan mirarse o que los miren) (*Ejercicio del espejo*). Antes de enfrentarse a situaciones que pueden provocarle mucha ansiedad, intente mirarse el cuerpo en privado, en su casa. Primero haga una lista de todas las partes del cuerpo (pelo, cara, nariz, ojos, boca, brazos, manos, dedos de las manos, pecho, barriga, trasero, costillas, piernas, pies, dedos de los pies), ordenándolas según su grado de aceptación.

Empiece por observar la parte del cuerpo que menos problemas le crea durante uno o dos minutos al día. Pase a otra parte del cuerpo únicamente cuando sea capaz de mirar la parte examinada sin experimentar sensaciones negativas. Apunte en el diario las sensaciones que tenga, los eventuales pensamientos negativos y los pensamientos alternativos que haya elaborado. La exposición debería hacerse frente a un espejo en el que se vea todo el cuerpo, primero con ropa y luego desnudo. Puede asociar la exposición frente al espejo con un masaje en la parte que se está observando.

Para conseguir un buen grado de aceptación de usted mismo se necesitan no pocas semanas de trabajo diario. Lo importante no es intentar gustarse sino aprender a aceptar las diferentes partes de su cuerpo. *Afrontar situaciones o comportamientos que evita a causa de su cuerpo (ejercicio de la escala).* El ejercicio consiste en ponerse deliberadamente en situaciones que normalmente le crean problemas. Este ejercicio puede resultar muy útil si lo hace metódicamente, empezando por las situaciones más fáciles hasta llegar a afrontar las más difíciles.

Veamos cómo hacerlo. Empiece por hacer una lista de las situaciones que normalmente evita a causa de su cuerpo, luego ordénelas basándose en el grado de ansiedad que le provocan. Puede ayudarle utilizar la figura 6.2, que representa una escala: en el primer escalón ponga la situación que menos dificultades le crea, en el segundo la que le crea un poco más de dificultad y así hasta llegar, en el último escalón, a la situación más difícil de afrontar. Cada vez que haga un ejercicio de exposición apunte en el diario las sensaciones que haya tenido, así como los eventuales pensamientos negativos y los pensamientos reestructurados.

La figura 6.3 contiene la escala de Carla. Durante dos o tres semanas ha llevado a cabo cada uno de esos comportamientos, empezando por ponerse vestidos de colores. Aunque al principio las cosas no hayan sido fáciles, al final ha conseguido ir a la playa y ponerse un bikini con cierta desenvoltura. Todo ello la ha ayudado a mejorar su relación con los demás, a conocer gente y a aumentar su autoestima.

Limitar la observación del propio cuerpo (indicado para los que no cesan de mirarse el cuerpo)

En algunos casos no nos sentimos satisfechos con nuestro cuerpo porque lo observamos demasiado. De hecho, algunas personas con pro-

Figura 6.2 Escala de las situaciones evitadas por el propio cuerpo

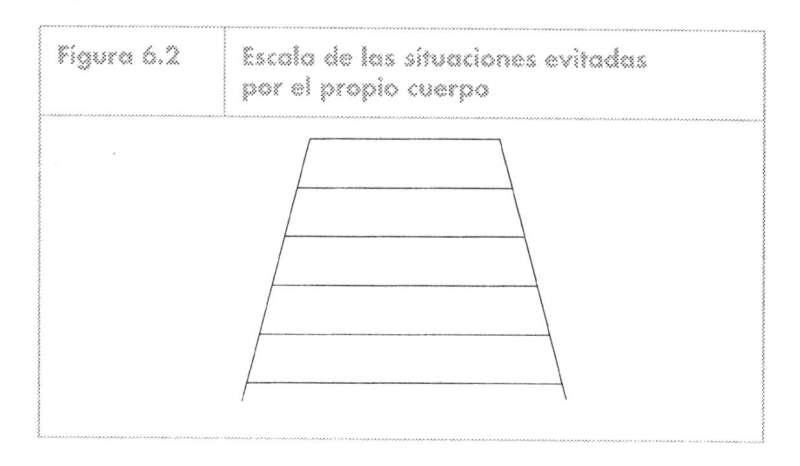

Figura 6.3 Escala de las situaciones evitadas por el propio cuerpo por parte de Carla

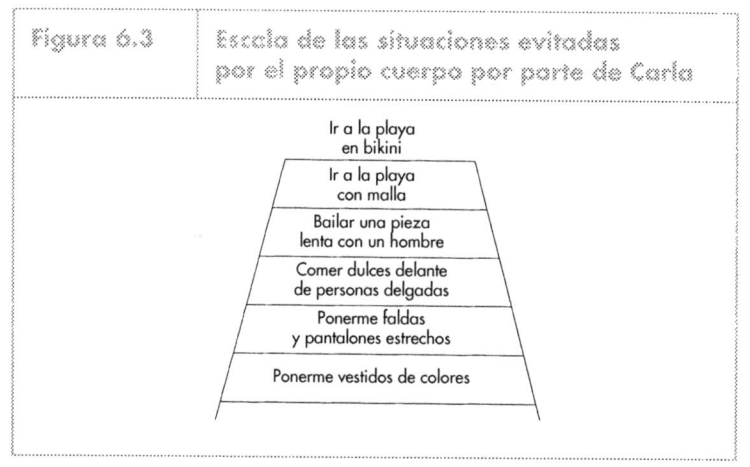

- Ir a la playa en bikini
- Ir a la playa con malla
- Bailar una pieza lenta con un hombre
- Comer dulces delante de personas delgadas
- Ponerme faldas y pantalones estrechos
- Ponerme vestidos de colores

blemas de peso pasan mucho tiempo al día inspeccionándose, escudriñándose, midiendo o corrigiendo su aspecto físico. Hay algunos comportamientos típicos, como pellizcarse los pliegues de grasa del cuerpo, medirse las partes del cuerpo con un metro, pesarse a menudo o retocarse el maquillaje varias veces al día. Esos comportamientos empeoran la visión negativa de uno mismo y facilitan el desarrollo de emociones negativas que pueden desembocar en comer en exceso.

Si ése es su problema, empiece por reservar la observación de su cuerpo sólo para los momentos en los que sea necesaria (como ducharse, vestirse, etc.) e incluso en esas situaciones intente no fijarse sólo en las partes negativas sino sobre todo en las positivas.

Evitar buscar complacencia (indicado para los que continúan buscando la aprobación de los demás)
Algunas personas con problemas de peso siguen buscando la aprobación de los demás con respecto a su aspecto físico, y preguntan continuamente si sus *defectos* se ven. Una paciente mía le preguntaba a su marido si estaba guapa cada vez que salía de casa. Ese comportamiento es otro ejemplo de «pensamiento negativo respecto del cuerpo» sólo que en este caso se expresa directamente a los demás.

Los psicólogos han constatado muchas veces que buscar la aprobación no elimina la preocupación (las personas no creen mucho en la aprobación) sino que tiene el efecto negativo de atraer el interés de los demás hacia la propia apariencia física y condicionar la relación con ellos.

Si quiere evitar empeorar sus relaciones con los demás y aprender a aceptarse sin depender de su juicio, deberá dejar de pedir opinión sobre su cuerpo y su aspecto físico. También tendrá que evitar dar su aprobación de forma indirecta, como una paciente mía que le decía siempre a su marido: «Cariño, hoy me siento gorda», esperando a que él le respondiera «No, no es cierto».

Para terminar, si alguien hace comentarios positivos sobre su aspecto físico no conteste: «Sí, pero aún tengo que perder 10 kilos más». Acepte los cumplidos y conteste «Sí, gracias, me siento verdaderamente bien».

Evitar compararse con los demás (indicado para los que se comparan con personas más delgadas que ellos)
Un comportamiento muy frecuente en las personas con problemas de exceso de peso es comparar su propio cuerpo, o partes de él, con el de otras personas. Tuve una paciente que no conseguía mirar a los demás sin fijarse en su aspecto físico, otra se comparaba continuamente con las modelos de las revistas y siempre se sentía fea y desarreglada. Esas personas muestran una especie de «atención selectiva» por aquellos *pocos* individuos que tienen un cuerpo casi perfecto, y no se comparan con la mayoría de seres humanos, que son imperfectos. Por otra parte, compararse con los demás es una actitud que estimula los pensamientos negativos acerca del cuerpo.

Para afrontar ese problema deberá trabajar tanto en sus comportamientos como en su forma de pensar.

Para lo primero podría ser útil dejar de comprar revistas de moda y evitar ambientes como los gimnasios, en los que la comparación con los demás es casi una norma. También hay que dejar de hacerles cumplidos a las personas delgadas (como por ejemplo: «Qué suerte tienes de estar tan delgado, cómo te envidio»).

Para cambiar su forma de pensar podría intentar fijarse en otras características físicas de las personas (como la sonrisa, por ejemplo) y no en su delgadez. Sustituya las comparaciones negativas («Me encantaría tener tu aspecto físico») por afirmaciones basadas en la aceptación de usted mismo («Me acepto como soy aunque no tenga el cuerpo de una modelo»); intente apreciar la belleza de los demás («¡Qué figura más agradable tiene!»), en lugar de sentirse celoso y hostil («No puedo soportar estar con una persona delgada»). Fíjese en las características que no estén ligadas a la apariencia física («¡Qué simpática es!»).

**Intentar tener experiencias placenteras
(para los que no experimentan placer con sus cuerpos)**
Conseguir desarrollar una imagen corporal positiva no es sólo una cuestión mental sino también física. Ejercicios como por ejemplo tomar un baño, darse un masaje, respirar lentamente, hacer ejercicios de relajación o hacer el amor pueden ayudar a descubrir que el tan odiado cuerpo gordo también puede ser una gran fuente de placer. Existen pruebas científicas que demuestran que los ejercicios aeróbicos o con pesas pueden ejercer un papel muy importante a la hora de mejorar la imagen corporal de las personas preocupadas por su aspecto físico.

Hacer que el aspecto físico sea irrelevante
De todas las técnicas útiles para aprender a aceptar el propio peso, probablemente la más difícil sea restarle importancia al papel de nuestro aspecto físico en la valoración de nosotros mismos, pero es justamente la que más probabilidades tiene de funcionar. Tenemos que dejar de juzgarnos y de juzgar a los demás basándonos en la apariencia, aunque no resulte fácil en una sociedad que hace del cuerpo un objeto de culto.

Lo primero que hay que hacer es conseguir afrontar los prejuicios de la sociedad con respecto a la obesidad. No es tarea fácil pero estas sugerencias podrán ayudarle:
1. Deje de juzgarse negativamente y de pensar que lo critican en relación con su aspecto físico debido a imperfecciones internas. Reflexione sobre el hecho de que si las personas obesas resultan discriminadas es porque los modelos son erróneos y se aplican a toda una categoría de personas (a todos los que no guardan correspondencia con esos modelos) y no a su personalidad individual.

2. Recuerde que las causas de la obesidad son complejas y a menudo dependen de un conjunto de factores biológicos, conductuales y sociales.
3. Concédale menos importancia al aspecto físico como *garantía* en las relaciones con los demás y para estar bien consigo mismo. Como ya se ha dicho, la apariencia física puede ser relevante en los primeros encuentros pero luego tiene poco peso en el desarrollo y el mantenimiento de una relación afectiva profunda con los demás. Tenga en cuenta su relación con sus amigos: ¿los ha elegido porque eran delgados o porque tenían alguna otra característica?

Para conseguir restarle importancia a su aspecto físico, lo mejor es adoptar una filosofía de vida que lo convenza de que el valor de una persona no depende ni de su aspecto físico ni de la talla de su ropa. Las principales religiones proporcionan sugerencias al respecto puesto que sostienen que el cuerpo no debe ser objeto de veneración por sí mismo sino un simple instrumento para mejorar nuestras vidas y hacer el bien tanto a nosotros como a los demás. En cualquiera de ellas puede encontrar estímulos útiles o por lo menos un buen tema de reflexión.

Si usted no es creyente, le aconsejo que tenga en cuenta los resultados de las investigaciones psicológicas más recientes, que se han llevado a cabo en personas emocionalmente sanas, capaces de disfrutar de la vida. Los datos reflejan que todas tienen en común las actitudes y los comportamientos que describimos a continuación:

- son activas y ocupadas, evitan la televisión y otros entretenimientos pasivos, dedican mucho tiempo a la propia educación;
- pasan mucho tiempo en compañía;
- son organizadas y llevan una lista de sus obligaciones;
- son eficientes y desarrollan actividades útiles;
- se marcan objetivos realistas y razonables;
- se esfuerzan por tener relaciones humanas íntimas y sinceras;
- se fijan en los aspectos positivos pero saben aceptar los negativos;
- se aceptan a sí mismas como seres humanos que pueden equivocarse.

Como se puede constatar, ninguna de estas características está relacionada con el aspecto físico. Quizá nuestra sociedad haya condicionado a muchas personas convenciéndolas de que sólo la gente delgada puede ser feliz, pero eso no es verdad. Si se esfuerza en seguir los principios de su religión o las directrices de las investigaciones sobre el bienestar psicológico, podrá aprender a aceptarse también con su peso adecuado.

Síntesis de las actividades del paso 6

- Rellenar el diario de la alimentación
- Rellenar el diario de la actividad física
- Pesarse una vez por semana y rellenar la tabla del peso semanal
- Modificar la alimentación para conseguir el peso adecuado
  Regularizar la frecuencia de las comidas: hacer 3 comidas más un tentempié
  Comer pequeñas porciones y disminuir el consumo de grasas utilizando las técnicas de intercambio de los grupos alimenticios
- Aumentar los niveles de actividad física
  Adoptar un estilo de vida activo
  Caminar o desarrollar otras actividades aeróbicas durante 30 minutos o más al día la mayoría de días de la semana
  Hacer ejercicios de gimnasia calisténica o con pesas 2 veces por semana
- Técnicas de control de los estímulos
  Trabajar cada día en las técnicas de control de estímulos elegidas
- Identificar las situaciones de alto riesgo
- Aplicar las actividades alternativas
- Utilizar la técnica de resolución de problemas
- Utilizar la técnica para corregir los pensamientos negativos acerca del cuerpo
- Hacer los ejercicios para modificar su imagen corporal
- Intentar restarle importancia al aspecto físico
- Hacer la evaluación semanal

Evaluación semanal

La evaluación se efectúa al final de la semana. Responda a las preguntas siguientes.

¿He rellenado el diario de la alimentación?
❑ siempre ❑ a menudo ❑ a veces ❑ nunca

¿He llegado a comer mucho?
❑ SÍ ❑ NO

En caso afirmativo, ¿puedo identificar el porqué?
....
....

¿He rellenado el diario de la actividad física?
❏ siempre ❏ a menudo ❏ a veces ❏ nunca

¿Me estoy pesando una vez por semana?
❏ SÍ ❏ NO

¿He rellenado la tabla del peso semanal?
❏ SÍ ❏ NO

¿He hecho 3 comidas + una merienda?
❏ siempre ❏ a menudo ❏ a veces ❏ nunca

¿He respetado las cantidades del alimento de referencia?
❏ siempre ❏ a menudo ❏ a veces ❏ nunca

¿He ingerido todos los grupos alimenticios previstos por el esquema alimenticio?
❏ siempre ❏ a menudo ❏ a veces ❏ nunca

¿He intentado hacer variaciones dentro de los diferentes grupos alimenticios?
❏ siempre ❏ a menudo ❏ a veces ❏ nunca

¿He logrado corregirme cuando algo no ha ido bien?
❏ siempre ❏ a menudo ❏ a veces ❏ nunca

¿Cuáles han sido los obstáculos principales que he encontrado al seguir el programa alimenticio?
....
....

¿He intentado llevar un estilo de vida activo?
❏ siempre ❏ a menudo ❏ a veces ❏ nunca

¿Cuántas veces en esta semana he caminado 30 minutos o más al día?.................

¿Cuántas veces en esta semana he hecho ejercicios de gimnasia calisténica o con pesas?.................

¿He trabajado cada día con las técnicas de control de estímulos elegidas?
❏ siempre   ❏ a menudo   ❏ a veces   ❏ nunca

¿He identificado mis situaciones de alto riesgo?
❏ SÍ   ❏ NO

¿He rellenado la tabla de las situaciones de alto riesgo?
❏ SÍ   ❏ NO

¿He utilizado actividades alternativas frente a las situaciones de alto riesgo?
❏ siempre   ❏ a menudo   ❏ a veces   ❏ nunca

¿He utilizado la técnica de resolución de problemas?
❏ siempre   ❏ a menudo   ❏ a veces   ❏ nunca

¿He utilizado la técnica de reestructuración de los pensamientos negativos acerca del cuerpo?
❏ siempre   ❏ a menudo   ❏ a veces   ❏ nunca

¿He hecho los ejercicios para mejorar mi imagen corporal?
❏ siempre   ❏ a menudo   ❏ a veces   ❏ nunca

¿He intentado restarle importancia a mi aspecto físico?
❏ siempre   ❏ a menudo   ❏ a veces   ❏ nunca

Cuándo pasar al paso siguiente

Se necesita mucho tiempo —unos meses o incluso más— para aprender a aceptar el propio peso adecuado. No hay prisa pero intente poner en ello cuerpo y alma. Hasta que no acepte su propio peso adecuado será siempre vulnerable a la autoestima baja, a las dietas drásticas o a los atracones. Mi consejo es que intente hacer las actividades del paso 6 durante un período de cinco semanas para pasar luego al 7, aunque no consiga aceptar del todo su físico. Como explicaré en el próximo paso, acabar el programa no significa dejar de usar las técnicas que ha aprendido. Al contrario, se trata de que continúe trabajando para conseguir afrontar las dificultades que se presentarán, aunque le resultará mucho más fácil ahora que conoce técnicas y métodos útiles y ampliamente experimentados.

Paso 7

Mantener el peso adecuado y prevenir las recaídas

Nos encontramos en el último paso del programa. Ahora que ya casi ha terminado su camino aún le quedan dos cosas por hacer: revisar los resultados obtenidos y trabajar para evitar recaer en viejas costumbres (recaída) y recuperar el peso perdido. Por lo que respecta a este último punto, el paso 7 se centra sobre todo en evitar recuperar peso pero debe saber que, en realidad, en muchos casos se sigue mejorando y en algunos incluso se adelgaza más. De hecho, este programa ha sido pensado con el objetivo de interrumpir los círculos viciosos que hacen de la alimentación excesiva una costumbre incontrolable; aunque a menudo se requieren muchos meses porque los frutos de este proceso pueden madurar. En otras palabras, al final de este programa muchos de ustedes no habrán resuelto del todo los problemas con el peso y la alimentación, pero si continúan aplicando las técnicas sugeridas la mayoría seguirá mejorando con el paso del tiempo.

Revisar los resultados obtenidos con el programa
Si ha alcanzado el peso adecuado o al menos ha mejorado
Durante cierto período de tiempo, pongamos por lo menos un año, deberá intentar utilizar las estrategias que le hayan resultado más útiles, y hacer cada dos semanas una evaluación que le permita establecer sus progresos posteriores. En general se puede conseguir comer de forma correcta y normal en un período de tiempo bastante breve, pero reducir la importancia que le damos al peso y al aspecto físico y aceptar nuestro peso adecuado requiere mucho más tiempo: ¡tenga paciencia y sea constante en la aplicación de las técnicas sugeridas!

No se puede establecer cuándo se debe dejar de rellenar el diario de la alimentación o el de la actividad física. Le aconsejo que no los utilice si le parece que este ejercicio ya no le sirve. Pero no los deje si no consigue asumir el hecho de que todavía tiene problemas con su cuerpo y su alimentación. De todas formas, deberá seguir controlando su peso una vez por semana y apuntarlo en la tabla 7.1 (haga varias fotocopias). El uso de la balanza debería convertirse en una costumbre permanente en su vida, igual que afeitarse o lavarse los dientes. Si logra controlar su peso periódicamente, siempre tendrá la situación bajo control y aunque supere el nivel prefijado, es decir 2 kg por encima del peso adecuado, podrá remediarlo rápidamente.

En lo que a alimentación se refiere, las estrategias para perder peso son prácticamente las mismas que para mantenerlo, puesto que la diferencia no es muy amplia y para muchas personas puede ser sólo de 200-300 calorías. Por esta razón, cuando se llega al objetivo del peso adecuado no se debe abandonar bruscamente el programa alimenticio sino que se deberá proceder gradualmente.

Lo primero que hay que hacer es añadir entre 200 y 300 calorías por día durante algunas semanas y observar qué ocurre con el peso; los alimentos escogidos deberán pertenecer a los grupos alimenticios que contienen pocas grasas (por ejemplo, puede añadir una fruta y un pancito, o incluso un plato de pasta si es el único que se sirve). Si a pesar de esto sigue perdiendo peso, añada un poco más de comida hasta estabilizarse. Pero mientras tanto deberá mantener un estilo de vida activo.

En el apéndice A aparecen tres esquemas alimenticios de mantenimiento de 1.600, 2.200 y 2.800 calorías. El primero está indicado para ancianos y mujeres sedentarias, el de 2.200 para la mayoría de niños, chicas adolescentes, mujeres activas y hombres sedentarios; por último, el de 2.800 calorías es para los chicos adolescentes, los hombres activos y algunas mujeres activas.

Si ha logrado el peso adecuado o ha mejorado pero aún siente una exagerada preocupación por el peso y el aspecto físico
Muchas personas obesas consiguen reducir su preocupación por el peso y el aspecto físico aplicando las técnicas sugeridas por este programa. Normalmente este objetivo se logra cuando se consigue regularizar la alimentación, mantener un estilo de vida activo y llevar a cabo con éxito las actividades del paso 6, es decir, los ejercicios destinados a aprender a aceptar el peso adecuado. Sin embargo, en algunos casos la preocupación por el peso y el aspecto físico sigue siendo muy grande. ¿Qué se debe hacer en esos casos?

Tendrá que afrontar rápidamente el problema porque si no corre el riesgo de que los progresos que ha hecho sean inútiles; si continúa queriendo adelgazar o está demasiado preocupado por engordar, no ponerse a dieta estricta o bien, al contrario, abandonar cualquier tentativa de control del peso resulta muy difícil.

Tabla 7.1   Tabla de mantenimiento del peso

Nombre y apellido ....

Peso inicial .... Altura .... Peso adecuado ....

Máximo nivel prefijado (2 kg > peso adecuado) ....

Semana n.º	Fecha	Peso	Disminución de peso	Disminución total de peso	Comentarios
1					
2					
3					
4					
5					
6					
7					
8					
9					
10					
11					
12					
13					
14					
15					
16					
17					
18					
19					
20					
21					
22					
23					
24					

Una estrategia posible podría ser leer *Las trampas del cuerpo*, de Judith Rodin (Positive Press, Verona, 1995), que proporciona nociones claras y actualizadas sobre este tipo de preocupaciones y contiene muchos ejercicios para hacerles frente.

Otra opción es esperar a que pase un poco de tiempo y seguir trabajando con los ejercicios del paso 6.

Pero si el tiempo transcurre y no deja usted de preocuparse y rechazar su cuerpo, tendrá que recurrir a la ayuda profesional de un terapeuta especializado en curar la obesidad y los trastornos del comportamiento alimenticio.

Si ha alcanzado su peso adecuado, o por lo menos ha mejorado, pero existen otros problemas psicológicos
En algunos casos, los problemas de depresión, ansiedad o escasa autoestima y dificultades en las relaciones con los demás mejoran cuando se produce la pérdida de peso y con las técnicas usadas en este programa. Pero desgraciadamente en otros casos no es así. Si ha terminado el programa y su peso y su forma de comer se han regularizado pero sigue teniendo problemas psicológicos que le amargan la vida, le aconsejo que visite a un especialista. Puede ser tanto un psiquiatra como un psicoterapeuta; según los casos se puede seguir una terapia farmacológica o psicológica. Si las técnicas que presentamos en este manual le han servido es probable que la terapia cognitivo-conductual resulte especialmente adecuada para resolver sus problemas psicológicos.

Si no ha adelgazado o sigue sufriendo graves problemas alimenticios
Si no ha perdido peso y su forma de comer todavía condiciona demasiado su vida, deberá considerar un cambio en el tipo de tratamiento. El hecho de que el programa de autoayuda no haya funcionado no debe desmoralizarlo: eso no significa que su problema no pueda resolverse. Existen muchas otras posibilidades de curación, por tanto no abandone sus intenciones de cambiar.

Prevenir las recaídas
Para mantener el peso adecuado a largo plazo es fundamental trabajar para que los resultados obtenidos sean durables y para prevenir las eventuales recaídas o un nuevo aumento de peso. Para lograr dicho objetivo deberá seguir algunos consejos.

Intente fijarse expectativas realistas
El sueño del obeso es resolver todos sus problemas y poder comer li-

bremente todo lo que quiera sin engordar. Ese deseo no es realista porque el problema del peso será siempre su talón de Aquiles. En algunas situaciones de alto riesgo podrá sentir la tentación de comer en exceso o abandonar las técnicas que le han permitido controlar el peso. Pero si se consigue *persistir* con el nuevo estilo de vida que ha aprendido con este programa, en muchos casos se logra mantener el peso adecuado sin demasiadas dificultades. No obstante, cabe recordar que el problema de peso siempre podrá volver a presentarse y hay que estar preparado para afrontarlo de nuevo.

Distinguir entre un resbalón y una recaída
Es de suma importancia distinguir entre un resbalón, o momento pasajero de crisis, o sea casos aislados en los que puede ocurrir que se coma mucho o que no se practique ninguna actividad física, y una recaída, es decir, el retorno al punto de partida.

La persona que tiene problemas de obesidad tiende a razonar según la lógica del «todo o nada»: «O consigo seguir el programa en cada instante o da igual si me doy un atracón», «O adelgazo mucho y rápidamente o seguiré siendo gordo para siempre». Lo que hay que hacer es aprender a ver las cosas de forma más equilibrada y realista, convencernos de que son necesarios muchos y repetidos resbalones para que se pueda hablar de una recaída. De hecho se considera que es un proceso que dura cierto tiempo y no un momento preciso.

La ventaja de este punto de vista es que cada resbalón tiene remedio, y hay que extraer una enseñanza de la experiencia que nos ha empujado a perder el control. Además, esta forma de pensar nos ayudará a eliminar la peligrosa idea de que una persona o está curada o no lo está.

Así pues, para reducir las posibilidades de una recaída es importante no etiquetar los resbalones como recaídas, puesto que hacerlo puede influir en su comportamiento y llevarlo a pensar que todo ha terminado y no vale la pena esforzarse.

Evitar que un resbalón se convierta en una recaída
En este programa le he sugerido no pocas técnicas encaminadas a prevenir las recaídas, como rellenar un diario, llevar una alimentación equilibrada, utilizar las técnicas para controlar los estímulos, desarrollar actividades alternativas, resolver los problemas y aprender a aceptar el peso adecuado. Ahora veremos cómo evitar que un resbalón se convierta en una recaída.

Es cierto que sería mejor no errar nunca pero muchas veces los errores pueden ser útiles para aprender a hacerlo mejor en el futuro. Lo im-

portante es no echar la culpa de los resbalones a la propia e *irremediable* falta de voluntad o debilidad de carácter sino convencerse de que debemos simplemente encontrar respuestas y reacciones más eficaces la próxima vez que nos encontremos en una situación que nos incite a comer mucho. Cuando tenga un resbalón, en vez de corregirse lo antes posible deberá intentar:
1. evitar las reacciones catastrofistas y los sentimientos de culpa;
2. aprender del error y reaccionar de forma constructiva.

Evitar las reacciones catastrofistas y los sentimientos de culpa y corregirse lo antes posible
Al día siguiente de un atracón, un paciente me dijo lo siguiente: «Hacía dos meses que no perdía el control. Lo que ocurrió es terrible, significa que todo lo que hice hasta ahora no ha servido para nada; da igual si abandono el tratamiento».

Lo que debemos recordar es que este programa tiene como objetivo aprender a dominar la obesidad modificando nuestras costumbres alimenticias y nuestro estilo de vida de forma duradera y permanente. Por lo tanto, un solo episodio de pérdida de control no puede ser un acontecimiento irreparable; en vez de culparse y abandonar el programa es mejor adoptar la forma de pensar de otra paciente mía, que en una situación similar se dijo a sí misma: «Hubiera sido mejor no perder el control pero dado que ha ocurrido tengo que seguir trabajando todavía con más ahínco para seguir el programa».

Aprender de los resbalones y reaccionar de forma constructiva: los cuatro pasos hacia el éxito
El concepto es muy simple: el que no aprende de sus errores está destinado a repetirlos. Es importante que aprenda a sacar ventaja de las inevitables equivocaciones que cometerá cada vez que coma demasiado o muy poco. Puede hacerlo siguiendo los cuatro pasos que explico a continuación:
    a. Analice la situación que lo ha llevado a *ceder* y anótela en el diario y en la tabla de las situaciones de alto riesgo.
    b. Trate de identificar el error: ¿qué es lo que ha fallado? ¿Podría haberlo evitado? ¿Se había preparado adecuadamente? ¿Utilizó las actividades alternativas? ¿Es un problema que persiste?
    c. Programe actividades alternativas diferentes para evitar el error en un futuro y, si es un problema que persiste, utilice la técnica de resolución de problemas que hemos visto en el paso 5.
    d. Aplique las soluciones que haya elaborado cuando afronte de

nuevo la misma situación de alto riesgo. Si cree que no tendrá que afrontarla nunca más, intente analizar si aplicar lo que ha elaborado le puede servir para evitar la pérdida de control.

Últimas actividades del programa
Analice otra vez las técnicas que ha aprendido
Este programa le ha propuesto numerosas técnicas para controlar su peso de forma duradera. Relea sus diarios, retome el manual y luego intente hacer un comentario sobre cada una de las técnicas y puntuarlas del 1 al 10 según la ayuda que le hayan prestado. Podrá hacerlo en la tabla 7.2

Elaborar un plan de acción para evitar la recaída y la recuperación de peso
A menudo la recaída tiene lugar en períodos de tensión emocional y estrés. De todas formas, al principio de este tratamiento ha aprendido técnicas que lo pueden ayudar a mantener el control de su alimentación y su estilo de vida. Tendrá que volver a utilizar esas técnicas cuando:

    a. su comportamiento alimenticio se esté deteriorando;
    b. haga más de una semana que no practica una actividad física;
    c. haya aumentado más de 2 kg por encima de su peso adecuado (Nota: las oscilaciones de 1 ó 2 kilos se consideran normales);
    d. crea que está expuesto a una recaída.

Otra cosa útil que puede llevar a cabo es elaborar un plan de acción sobre lo que tiene que hacer en esas circunstancias. He aquí algunas sugerencias que pueden serle de gran ayuda:
- Vuelva a rellenar el diario de la alimentación.
- Reduzca su alimentación a 3 comidas + una merienda e intente respetar siempre el mismo horario.
- Programe sus días con antelación. Evite largos períodos de tiempo no estructurado o, al revés, de excesivas obligaciones. Si cree que está expuesto a una recaída, programe detalladamente su alimentación de forma que sepa cuándo y qué comer.
- No llene demasiado la despensa de comida. Si cree que puede caer en la tentación de comprar demasiada comida, lleve consigo poco dinero.
- Averigüe las horas del día en las que pierde el control con más facilidad y programe actividades alternativas (como llamar a un amigo, ducharse, dar un paseo, etc.).

| Tabla 7.2 | Evaluación de las técnicas utilizadas en el programa |

Deberá escribir un comentario para cada técnica y asignarle una puntuación del 1 al 10 según lo útil que haya sido para ayudarle a superar su problema alimenticio (1 = ninguna ayuda; 10 = ayuda máxima).

Técnica	Puntuación
Concepto de peso adecuado	
Cálculo del peso adecuado	
Evaluación de las ventajas y desventajas de la pérdida de peso	
Diario de la alimentación y de la actividad física	
Control del peso semanal	
Rellenar la tabla del peso semanal	
Hacer tres comidas más un tentempié	
Programar los horarios de las comidas con antelación	
Utilizar el sistema de intercambio de los grupos alimenticios	
Consejos para comer porciones pequeñas	
Consejos para reducir el consumo de grasas	
Consejos generales para lograr seguir el programa alimenticio	
Adoptar un estilo de vida activo	
Caminar o desarrollar otras actividades aeróbicas durante 30 minutos o más al día la mayoría de días de la semana	
Hacer ejercicios de gimnasia calisténica o con pesas 2 veces por semana	
Consejos para hacer la compra	
Consejos para guardar la comida	
Consejos para cocinar la comida	
Consejos para servir la comida	
Consejos sobre cómo comer	
Consejos para controlar los momentos que suceden a la comida	
Identificar las situaciones de alto riesgo	
Aplicar la técnica de resolución de los problemas	
Modificar los pensamientos negativos acerca del cuerpo	
Ejercicio del espejo	
Limitar la observación del propio cuerpo	
Evitar buscar la aprobación	
Evitar compararse con los demás	
Intentar tener experiencias placenteras	
Afrontar situaciones o comportamientos evitados a causa del cuerpo (ejercicio de la escalera)	
Hacer que el aspecto físico pierda importancia	
Intentar fijarse expectativas realistas	
Distinguir entre resbalón y recaída	
Prevenir que un resbalón no se convierta en una recaída	
Hacer la evaluación semanal	

- Fuera de las comidas, evite la cocina u otros lugares en los que haya comida (como las pastelerías y otros establecimientos).
- Si piensa demasiado en su forma corporal (en sus piernas, etc.) es posible que se deba al hecho de que está ansioso o deprimido. Muchas veces ocurre que cuando las cosas no van bien es más difícil aceptar el propio cuerpo. Intente analizar el problema y encontrar soluciones sin recurrir a la dieta.

Tabla 7.3 **Plan de acción de Carla para evitar la recaída**

Si me siento expuesta a una recaída o aumento más de 2 kg por encima de mi peso adecuado, utilizaré las siguientes técnicas:

- intentaré identificar rápidamente la situación de alto riesgo
- intentaré aplicarme más para mantener las costumbres aprendidas durante el programa (diario, 3 comidas + un tentempié, horarios, sistema de intercambio de los grupos alimenticios)
- practicaré una actividad física regularmente, no sólo para consumir calorías, sudar o adelgazar sino para encontrarme mejor tanto física como psicológicamente, para descargar tensiones, etc.
- aceptaré mi peso adecuado e incluso alguna oscilación; me pesaré una vez por semana, nunca después de haber comido mucho o al regresar de una cena con amigos
- programaré mis días no sólo desde el punto de vista alimenticio (diario, horario, etc.) sino también en lo que respecta al trabajo, la relajación, los entretenimientos, el tiempo libre, etc.
- cultivaré al máximo posible mis viejos y mis nuevos intereses personales
- me esmeraré en obtener calidad en las relaciones interpersonales (amistades, familia, trabajo, etc.)
- utilizaré la técnica de resolución de problemas también en la vida diaria
- utilizaré la técnica de reestructuración de pensamientos negativos respecto del peso y del aspecto físico cada vez que se presente un pensamiento negativo acerca del cuerpo
- si alguna vez como mucho no dramatizaré, me corregiré y, al día siguiente, con calma, intentaré averiguar por qué ha sucedido
- no me consideraré débil o fracasada o inútil si por una vez como demasiado: aceptaré esa pérdida de control y no la calificaré como «error imperdonable»
- aprenderé a reaccionar positivamente y de forma constructiva y activa
- releeré la lista de ventajas y desventajas de la pérdida de peso
- me concentraré en imágenes y pensamientos placenteros y relajantes
- releeré el libro

- Si es posible, confíe en alguien y explíquele sus problemas.
- Aumente sus niveles de actividad física.
- Preste especial atención a los días precedentes a la menstruación puesto que en muchas mujeres aumenta el deseo de comer cosas dulces.
- Acuérdese siempre de que puede haber momentos de pérdida de control (resbalones) pero que siempre tiene la posibilidad de evitar que se conviertan en una recaída.
- Fíjese metas realistas. Anote en un diario cada pequeño progreso; aunque sea modesto es siempre un paso adelante en el camino hacia la curación.

La tabla 7.3 contiene el plan de acción de Carla.

Hacer una evaluación cada 15 días

Durante por lo menos un año deberá efectuar cada 15 días una evaluación del funcionamiento de su estilo de vida con la finalidad de mantener el peso adecuado respondiendo a las preguntas que aparecen más abajo en la sección «Evaluación quincenal». Sería conveniente que fijara el momento de esta revisión con antelación, como si se tratara de una visita al médico. Dedique por lo menos quince minutos para cada una de las evaluaciones.

Evaluación quincenal (haga muchas fotocopias, ya que debe hacerla durante por lo menos un año)
La revisión se efectúa cada 15 días durante por lo menos un año. Responda a las siguientes preguntas:

¿He rellenado el diario?
❑ siempre ❑ a menudo ❑ a veces ❑ nunca

¿Todavía me es útil rellenar el diario?
❑ siempre ❑ a menudo ❑ a veces ❑ nunca

¿Me estoy pesando una vez por semana?
❑ siempre ❑ a menudo ❑ a veces ❑ nunca

¿He rellenado la tabla del peso semanal?
❑ siempre ❑ a menudo ❑ a veces ❑ nunca

¿He hecho 3 comidas + un tentempié?
❑ siempre ❑ a menudo ❑ a veces ❑ nunca

¿He respetado las cantidades del alimento de referencia?
❏ siempre   ❏ a menudo   ❏ a veces   ❏ nunca

¿He ingerido todos los grupos alimenticios previstos por el esquema alimenticio?
❏ siempre   ❏ a menudo   ❏ a veces   ❏ nunca

¿He intentado hacer variaciones dentro de los diferentes grupos alimenticios?
❏ siempre   ❏ a menudo   ❏ a veces   ❏ nunca

¿He logrado corregirme cuando algo no ha ido bien?
❏ siempre   ❏ a menudo   ❏ a veces   ❏ nunca

¿Cuáles han sido los obstáculos principales que he encontrado al seguir el programa alimenticio?
....
....

¿He intentado llevar un estilo de vida activo?
❏ siempre   ❏ a menudo   ❏ a veces   ❏ nunca

¿Cuántas veces en esta semana he caminado 30 minutos o más al día?...............

¿Cuántas veces en esta semana he hecho ejercicios de gimnasia calisténica o con pesas?...............

¿He trabajado cada día con las técnicas de control de estímulos?
❏ siempre   ❏ a menudo   ❏ a veces   ❏ nunca

¿He identificado mis situaciones de alto riesgo?
❏ SÍ   ❏ NO

¿He utilizado actividades alternativas frente a las situaciones de alto riesgo?
❏ siempre   ❏ a menudo   ❏ a veces   ❏ nunca

¿He utilizado la técnica de resolución de problemas?
❏ siempre   ❏ a menudo   ❏ a veces   ❏ nunca

¿He utilizado la técnica de reestructuración de pensamientos negativos acerca del cuerpo?
❏ siempre   ❏ a menudo   ❏ a veces   ❏ nunca

¿He hecho los ejercicios para mejorar mi imagen corporal?
❏ siempre   ❏ a menudo   ❏ a veces   ❏ nunca

¿He intentado restarle importancia a mi aspecto físico?
❏ siempre   ❏ a menudo   ❏ a veces   ❏ nunca

Si he tenido un resbalón:
me he corregido rápidamente
❏ siempre   ❏ a menudo   ❏ a veces   ❏ nunca

he intentado no reaccionar catastróficamente ni tener sentimientos de culpa
❏ siempre   ❏ a menudo   ❏ a veces   ❏ nunca

he aprendido del error y he reaccionado de forma constructiva
❏ siempre   ❏ a menudo   ❏ a veces   ❏ nunca

Apéndice A

Los grupos alimenticios y el sistema de intercambio de los alimentos

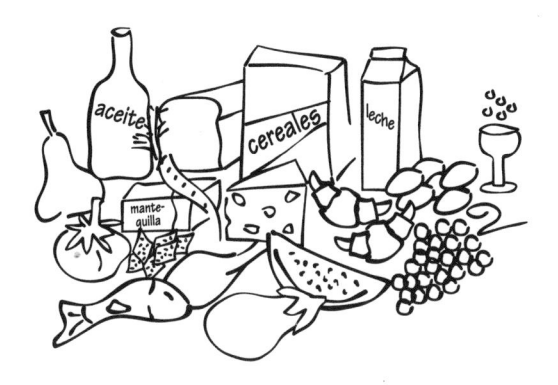

Para seguir una alimentación variada, sin consumir elevadas cantidades de grasa, es útil hacer referencia a los llamados grupos alimenticios. Cada uno de esos grupos incluye alimentos que aportan el mismo tipo de principios nutritivos.

Hay 5 tipos de grupos alimenticios principales, más un sexto formado por los condimentos, los dulces y el alcohol:
1. Grupo del pan, los cereales, el arroz y la pasta
2. Grupo de la carne, las aves, el pescado, los huevos y las legumbres
3. Grupo de la leche, el yogur y el queso
4. Grupo de la verdura
5. Grupo de la fruta
6. Grupo de los condimentos, los dulces y el alcohol

Es útil conocer bien los grupos alimenticios porque permiten sustituir y variar los alimentos dentro de cada grupo, sin comer en exceso ni modificar el contenido calórico y la composición cualitativa de la alimentación.

En las tablas de los grupos alimenticios se indica para cada grupo la «porción del alimento de referencia». Para variar al máximo sus comidas bastará con elegir entre las sustituciones que propone cada tabla, intentando comer siempre los alimentos que más le gusten. Los alimentos aparecen con la porción correspondiente por lo que no es necesario pesarlos ni hacer complicados cálculos matemáticos. Por ejemplo: el alimento de referencia del grupo del pan, los cereales, el arroz y la pasta es un pancito, que puede ser sustituido por una porción de papas, o de polenta, etc.

1. Grupo del pan, los cereales, el arroz y la pasta

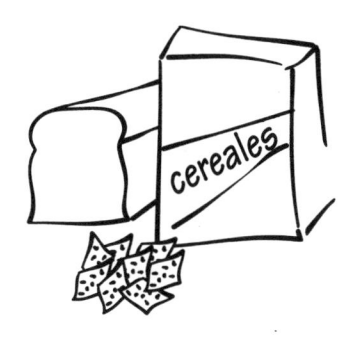

Alimento de referencia 1: pan (tipo pancito)
Porción: aproximadamente 60 g (1 pancito)

Sustituciones posibles:
Una porción de papas (aproximadamente dos papas medianas)
Una porción de polenta (dos trozos)
Una porción de puré (dos cucharadas)
2 paquetes de *crackers* dobles (o uno de *crackers* sencillos)
1 pancito integral
6-8 palitos de pan
Una porción pequeña de pasta o arroz (aproximadamente 50 g)
5 cucharadas de *cornflakes*
6 tostadas
1 paquetito de *crackers* dulces

Alimento de referencia 2: pasta o arroz
Porción: aproximadamente 70-80 g (1 plato pequeño)

Sustituciones posibles:
Una porción de tortellini o de ravioles (aproximadamente 1/3 de una bolsa de 250 g)
Una porción de ñoquis de papa (aproximadamente 1/3 de una bolsa de 500 g)
Una porción de canelones (2-3 canelones)
Aproximadamente 75 g de pan

2. Grupo de la carne, las aves, el pescado, los huevos y las legumbres

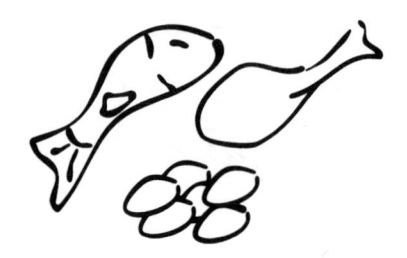

Alimento de referencia: carne magra
Porción: aproximadamente 150-170 g (1 bife)

Sustituciones posibles:
Un bife de vaca
Un cuarto de pollo sin piel: pechuga o muslo (30-40% de descarte)
Una porción de conejo: 2 ó 3 trozos (40-50% de descarte)
Una pechuga de pavo
Un bife de caballo
Un cuarto de gallina: muslo o pechuga (30-40% de descarte)
Una porción de carne en conserva
Una porción de jamón crudo desgrasado (70 g)
Una porción de jamón ahumado desgrasado (70 g)
Una porción de bresaola (70 g)
Una porción de mondongo de vaca (150 g)
Una porción de hígado (150 g)
Una porción de pescado de cualquier tipo (200 g)*
Una lata de atún al natural (180 g)
Dos huevos cocinados sin grasas
Una conserva de legumbres (arvejas, alubias, garbanzos, lentejas)
Una porción de legumbres secas (50 g)
Una porción de legumbres frescas (150 g)

*arenque, caballa, salmón, atún, 150 g; anguila y pez gato, 100 g.

3. Grupo de la leche, el yogur y el queso

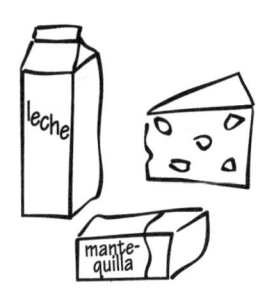

Alimento de referencia: leche descremada (0,3%)
Porción: aproximadamente 250 g (1 taza)

Sustituciones posibles:
Medio tazón de leche parcialmente descremada (aproximadamente 170 g)
Una taza de té pequeña de leche entera (aproximadamente 140 g)
Dos yogures descremados (250 g)
Un yogur descremado con fruta (125 g)
Un helado de yogur

Si no se consume leche o yogur:
Quesos curados (20 g)
Quesos frescos (30 g)
Quesos *light* (50 g)
4 cucharadas de queso rallado para la pasta

4. Grupo de la verdura

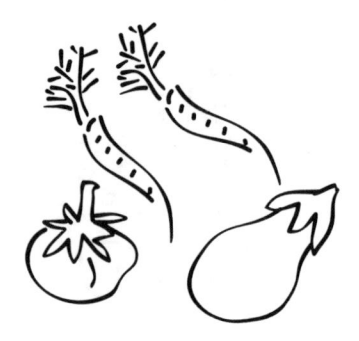

Alimento de referencia: verdura
Porción: aproximadamente 200 g (un plato hondo)

Sustituciones posibles:

Espárragos	Remolacha	Alcauciles	Pepino
Zanahorias	Coliflor	Porotos	Hinojo
Achicoria	Cebollas	Berenjenas	Pimientos
Champiñones	Lechuga	Rábanos	Rabanitos
Tomates	Calabacines		
Apio	Calabaza	Brócoli	

5. Grupo de la fruta

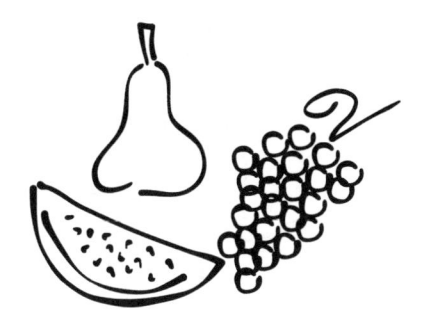

Alimento de referencia: una fruta
Porción: aproximadamente 150-200 g (una fruta tipo manzana, pera, naranja)

Sustituciones posibles:
Damasco: cuatro medianos
Sandía: una tajada pequeña
Naranja: una mediana
Banana: una pequeña
Cerezas y guindas: una veintena
Higos: tres medianos
Frutillas y frutas del bosque: unas quince
Kiwi: un par
Manzana: una mediana
Melón: dos tajadas
Pera: una mediana
Durazno: uno mediano
Pomelo: uno
Ciruelas: tres medianas
Uva: un racimo pequeño

6. Grupo de los aderezos, los dulces y el alcohol

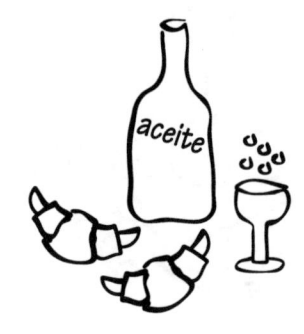

Aderezos
Alimento de referencia: aceite de oliva extravirgen
Porción: aproximadamente 10 g (una cuchara de mesa)

Sustituciones posibles:
Aceites vírgenes de oliva
Aceite de semilla (maíz, girasol, uva)
Aceite de maníes
Aceites de varias semillas
Manteca
Margarina
Los aderezos animales se sustituyen por las mismas cantidades, pero es preferible usar aceites vegetales, en lo posible crudos. De todas formas, intente limitar al máximo el uso de aderezos.

Dulces
Alimento de referencia: helado de crema
Porción: aproximadamente 100 g (un helado)

Sustituciones posibles:
4-6 galletas
1 *brioche* pequeño
1 pastelito
2 barritas de chocolate (40 g)
1 porción de pastel (50 g)
1 porción de tarta con mermelada (60 g)

Durante la fase de pérdida de peso se recomienda usar con gran moderación el azúcar (que puede sustituirse por sacarina) e ingerir dulces esporádicamente, sólo en ocasiones especiales.

Alcohol
Alimento de referencia: vino
Porción: aproximadamente 150 g (un vaso de vino)

Sustituciones posibles:
Una cerveza de 350 g
Un vasito de licor de 40 g
Durante la fase de pérdida de peso se aconseja no ingerir alcohol o hacerlo sólo esporádicamente, en ocasiones especiales. Durante el mantenimiento del peso se permite un consumo moderado de alcohol, que significa beber no más de una porción al día en el caso de las mujeres y no más de dos en el caso de los hombres.

Esquemas alimenticios para perder peso

Esquema alimenticio para perder peso indicado para mujeres y ancianos

1.200 Kcal, 58% de glúcidos, 20% de proteínas, 22% de lípidos

	Unidad de medida	Sustituciones (grupos alimenticios)
DESAYUNO		
Leche descremada	1 porción	Grupo leche, yogur y queso
Pan	1/2 porción	Grupo pan, cereales, arroz y pasta (pan)
COMIDA		
Pasta	1 porción	Grupo pan, cereales, arroz y pasta (pasta o arroz)
Verdura	1 porción	Grupo verdura
Aceite de oliva	1 porción	Grupo aderezos
Fruta	1 porción	Grupo fruta
MERIENDA		
Fruta	1 porción	Grupo fruta
CENA		
Carne magra	1 porción	Grupo carne, aves, pescado, huevos y legumbres
Verdura	1 porción	Grupo verdura
Aceite de oliva	1 porción	Grupo aderezos
Pan	1/2 porción	Grupo pan, cereales, arroz y pasta (pan)
Fruta	1 porción	Grupo fruta

NOTA: se aconseja comer menos de lo que se indica en el esquema. En casos especiales, su médico podrá sugerirle una alimentación más restringida durante un breve período de tiempo.

Esquema alimenticio para perder peso indicado para adolescentes y hombres

1.500 Kcal, 59% de glúcidos, 18% de proteínas, 23% de lípidos

	Unidad de medida	Sustituciones (grupos alimenticios)
DESAYUNO		
Leche descremada	1 porción	Grupo leche, yogur y queso
Pan	1 porción	Grupo pan, cereales, arroz y pasta (pan)
COMIDA		
Pasta	1 porción	Grupo pan, cereales, arroz y pasta (pasta o arroz)
Verdura	1 porción	Grupo verdura
Aceite de oliva	1 y 1/2 porción	Grupo aderezos
Pan	1/2 porción	Grupo pan, cereales, arroz y pasta (pan)
Fruta	1 porción	Grupo fruta
MERIENDA		
Fruta	1 porción	Grupo fruta
CENA		
Carne magra	1 porción	Grupo carne, aves, pescado, huevos y legumbres
Verdura	1 porción	Grupo verdura
Aceite de oliva	1 y 1/2 porción	Grupo aderezos
Pan	1 porción	Grupo pan, cereales, arroz y pasta (pan)
Fruta	1 porción	Grupo fruta

NOTA: se aconseja comer menos de lo que se indica en el esquema. En casos especiales, su médico podrá sugerirle una alimentación más restringida durante un breve período de tiempo.

Esquemas alimenticios para mantener el peso

Esquema alimenticio de mantenimiento adecuado para muchas mujeres sedentarias y para algunos ancianos	1.600 Kcal, 61% de glúcidos, 17% de proteínas, 22% de lípidos

	Unidad de medida	Sustituciones (grupos alimenticios)
DESAYUNO		
Leche descremada	1 porción	Grupo leche, yogur y queso
Pan	1/2 porción	Grupo pan, cereales, arroz y pasta (pan)
COMIDA		
Pasta	1 porción	Grupo pan, cereales, arroz y pasta (pasta o arroz)
Verdura	1 porción	Grupo verdura
Aceite de oliva	1 y 1/2 porción	Grupo aderezos
Pan	1/2 porción	Grupo pan, cereales, arroz y pasta (pan)
Fruta	1 porción	Grupo fruta
MERIENDA		
Fruta	1 porción	Grupo fruta
CENA		
Pasta	1 porción	Grupo pan, cereales, arroz y pasta (pasta o arroz)
Carne magra	1 porción	Grupo carne, aves, pescado, huevos y legumbres
Verdura	1 porción	Grupo verdura
Aceite de oliva	1 y 1/2 porción	Grupo aderezos
Pan	1 porción	Grupo pan, cereales, arroz y pasta (pan)
Fruta	1 porción	Grupo fruta

Esquema alimenticio de mantenimiento adecuado para la mayoría de niños y mujeres adolescentes, mujeres activas y hombres sedentarios	2.200 Kcal, 64% de glúcidos, 15% de proteínas, 21% de lípidos

	Unidad de medida	Sustituciones (grupos alimenticios)
DESAYUNO		
Leche descremada	1 porción	Grupo leche, yogur y queso
Azúcar	1 cucharada	Grupo dulces
Pan	1/2 porción	Grupo pan, cereales, arroz pasta (pan)
Mermelada	2 cucharaditas	Grupo dulces
COMIDA		
Pasta	1 y 1/3 porción	Grupo pan, cereales, arroz y pasta (pasta o arroz)
Verdura	1 porción	Grupo verdura
Aceite de oliva	2 porciones	Grupo aderezos
Pan	1 porción	Grupo pan, cereales, arroz y pasta (pan)
Fruta	1 porción	Grupo fruta
MERIENDA		
Fruta	1 porción	Grupo fruta
CENA		
Pasta	1 porción	Grupo pan, cereales, arroz y pasta (pasta o arroz)
Carne magra	1 porción	Grupo carne, aves, pescado, huevos y legumbres
Verdura	1 porción	Grupo verdura
Aceite de oliva	2 porciones	Grupo aderezos
Pan	1 porción	Grupo pan, cereales, arroz y pasta (pan)
Fruta	1 porción	Grupo fruta

Durante el embarazo o la lactancia las mujeres pueden necesitar un aporte calórico superior.

Esquema alimenticio de mantenimiento adecuado para hombres adolescentes, muchos hombres activos y algunas mujeres activas	2.800 Kcal, 61% de glúcidos, 13% de proteínas, 27% de lípidos

	Unidad de medida	Sustituciones (grupos alimenticios)
DESAYUNO		
Leche descremada	1 porción	Grupo leche, yogur y queso
Azúcar	1 cucharada	Grupo dulces
Pan	1 y 1/2 porción	Grupo pan, cereales, arroz y pasta (pan)
Mermelada	3 cucharaditas	Grupo dulces
Fruta	1 porción	Grupo fruta
COMIDA		
Pasta	1 y 1/3 porción	Grupo pan, cereales, arroz y pasta (pasta o arroz)
Verdura	1 porción	Grupo verdura
Aceite de oliva	3 porciones	Grupo aderezos
Pan	1 porción	Grupo pan, cereales, arroz y pasta (pan)
Fruta	1 porción	Grupo fruta
MERIENDA		
Fruta	1 porción	Grupo fruta
Helado de crema	1 porción	Grupo dulces
CENA		
Pasta	1 porción	Grupo pan, cereales, arroz y pasta (pasta o arroz)
Carne magra	1 porción	Grupo carne, aves, pescado, huevos y legumbres
Verdura	1 porción	Grupo verdura
Aceite de oliva	3 porciones	Grupo aderezos
Pan	1 porción	Grupo pan, cereales, arroz y pasta (pan)
Fruta	1 porción	Grupo fruta

Sugerencias generales para seguir los esquemas alimenticios

Se entiende por porción la indicada en los alimentos de referencia incluidos en las tablas de los grupos alimenticios.

Para hacer las sustituciones que más le convengan consulte las tablas de los grupos alimenticios.

La comida y la cena son intercambiables.

Es aconsejable beber por lo menos 1,5 litros de agua al día (agua, té ligero, manzanilla).

El café no tiene calorías pero es mejor no abusar de él porque puede aumentar lo que se conoce por «hambre nerviosa».

Para endulzar utilice la menor cantidad posible de azúcar (puede usar con moderación la sacarina).

* *Si usted sufre el trastorno de la alimentación incontrolada (véase pág. 27) deberá seguir las indicaciones dietéticas que aparecen en la página 45.*

Pesos de algunos alimentos y unidades de medida

Unidades de medida caseras

1 cucharita de té	5 g	1 taza de leche	250 g
1 cucharita de mesa	10 g	1 tazón	350 g
1 taza de café	60 g	1 vaso de vino	125-150 g
1 taza de té	150 g	1 vaso de agua	200 g

Peso de algunos alimentos

1 sobre de azúcar	7-10 g	1 *brioche* normal	45-50 g
1 terrón de azúcar	6 g	1 huevo sin cáscara	50-60 g
1 vasito de yogur	125 g	1 feta de jamón cocido	15-20 g
1 mermelada monodosis	25-30 g	1 feta de jamón crudo	8-12 g
1 tostada	6-8 g	1 quesito	20 g
1 *cracker* doble	5-7 g	1 feta de queso en rebanadas	20 g
1 palito de pan	4-6 g	1 mozzarella	120-130 g
1 rebanada de pan para tostar	15 g	1 lata de atún pequeña	120 g
1 pancito pequeño	30 g	1 lata de atún gande	160-180 g
1 pancito	60 g	1 papa pequeña	100 g
1 rebanada de pan	60-70 g	1 papa de tamaño mediano	150 g
1 galleta seca	6-9 g	1 papa grande	250 g
1 *brioche* pequeño	25-30 g	1 porción pequeña de polenta	100 g

La pirámide guía de los alimentos: una guía para la elección de los alimentos diarios

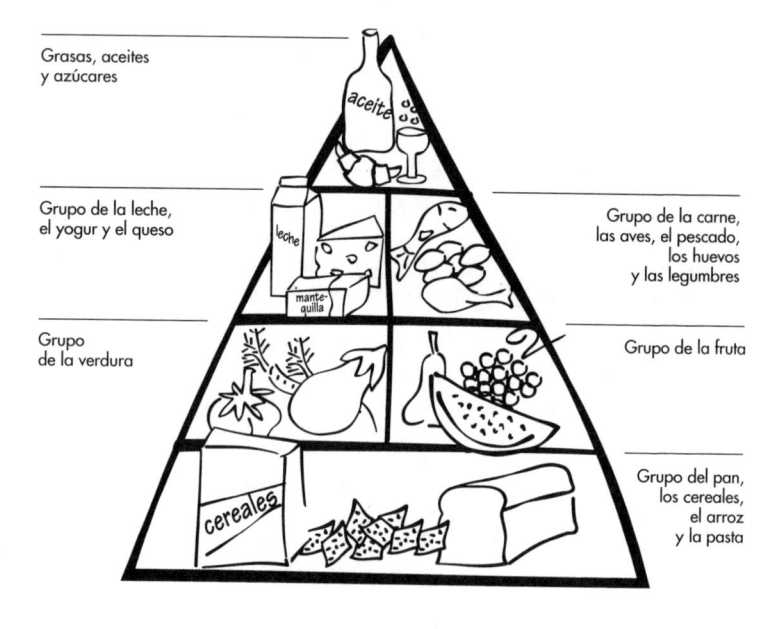

Grasas, aceites y azúcares

Grupo de la leche, el yogur y el queso

Grupo de la carne, las aves, el pescado, los huevos y las legumbres

Grupo de la verdura

Grupo de la fruta

Grupo del pan, los cereales, el arroz y la pasta

Apéndice B

Ejercicios de gimnasia calisténica y con pesas

Gimnasia calisténica
Los ejercicios de gimnasia calisténica o con pesas se hacen como indicamos a continuación: 2 veces por semana, junto con una actividad física aeróbica y con las técnicas para llevar un estilo de vida activo.

A. Gimnasia calisténica
La gimnasia calisténica permite utilizar el peso del propio cuerpo y la fuerza de la gravedad como resistencia para aumentar el tono y la fuerza muscular.

La gimnasia calisténica prevé la ejecución de un cierto número de repeticiones consecutivas de un ejercicio. El número varía en función del ejercicio.

Instrucciones
1) seleccionar entre 8 y 10 ejercicios
2) repita 10-12 veces cada ejercicio en series de 3 veces
3) haga una pausa de 1-2 minutos cuando finalice las 10-12 repeticiones

Los ejercicios de gimnasia calisténica están descritos a partir de la página 129.

Pesas libres
Hoy en día hay una tendencia a vivir más, por lo que tenemos que considerar una cuestión muy importante: prolongar la posibilidad de mantenerse autosuficientes. Al utilizar las pesas reforzamos los músculos y obtenemos un aumento de la autosuficiencia, que significa ser capaz de caminar autónomamente y ser independiente a nivel físico, sin de-

pender ni de los demás ni de sillas de ruedas hasta una edad más avanzada.

Sin embargo, un programa de entrenamiento con pesas puede tener como objetivo simplemente reforzar los músculos. Se debe prestar especial atención a la fase inicial, ya que es cuando se decide el peso que se adecúa a nuestra fuerza individual. Es mejor proceder avanzando poco a poco; un buen método es empezar con pesas ligeras y luego ir utilizando otras más pesadas hasta que se adapten al ejercicio específico. Atención: empezar con pesas demasiado pesadas puede causar lesiones.

Instrucciones

1) seleccione entre 8 y 10 ejercicios con pesas de 1 a 2 kg (véase pág. 133)

2) repita 10-12 veces cada ejercicio en series de 3 veces

3) haga una pausa de 1-2 minutos cuando finalice las 10-12 repeticiones

Ejercicios de gimnasia calisténica

A. Ejercicios en el suelo

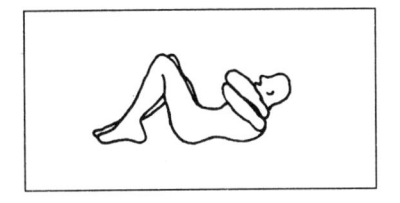

1) Abdominales (I)
Tiéndase en el suelo sobre la espalda, cruce los brazos sobre el pecho y flexione las rodillas con los pies apoyados en el suelo. Levante el busto, la cabeza y los hombros y vuelva a la posición inicial. Si es necesario se pueden sujetar los pies en el borde de una cama o bien haciendo que otra persona se los sujete.

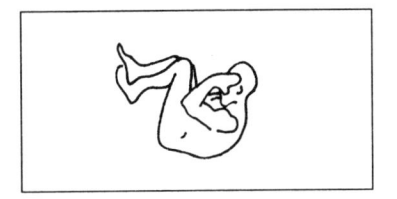

2) Abdominales (II)
Tiéndase en el suelo sobre la espalda, flexione las rodillas y pliéguelas hacia el abdomen levantando los pies del suelo y con las manos entrelazadas detrás de la cabeza. Levante la espalda intentando tocarse la rodilla izquierda con el codo derecho. Alternar los dos lados.

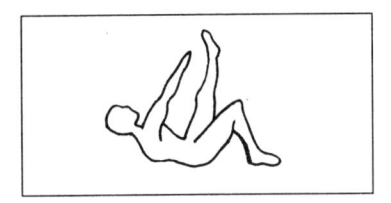

3) Abdominales y cuádriceps
Con la espalda sobre el suelo, las rodillas flexionadas, los pies apoyados sobre el suelo y los brazos estirados a lo largo del cuerpo, estire la pierna izquierda e intente tocar la rodilla o el tobillo con la mano derecha, dejando que la cabeza y los hombros se separen del suelo. Vuelva a la posición inicial y repita al otro lado.

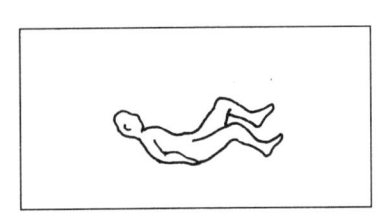

4) Abdominales y piernas
Apóyese sobre los codos con todo el antebrazo sobre el suelo y pedalee como en una bicicleta desplazando las piernas lateralmente de un lado a otro.

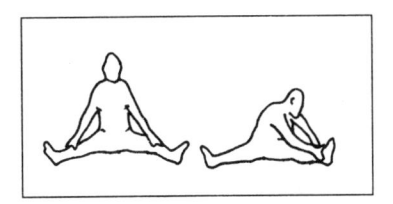

5) Torsión y flexión del busto
Siéntese en el suelo con las piernas abiertas y tóquese el pie izquierdo con la mano derecha y viceversa, alternando ambos lados.

6) Músculos abductores de las piernas
Tiéndase sobre un costado y apoye la cabeza sobre la mano sosteniéndola con el codo. Levante la pierna que no está apoyada contra el suelo lo más alto posible y vuelva a la posición inicial. Repita el ejercicio varias veces por lado.

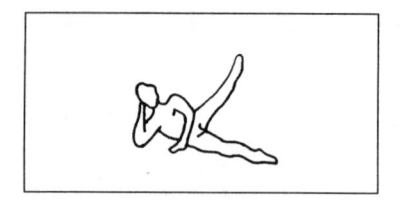

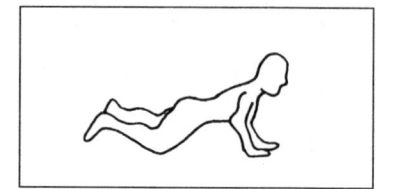

7) Flexiones con las rodillas dobladas (pectorales, hombros y tríceps)
Arrodíllese en el suelo apoyando las manos sobre el suelo a la altura de los hombros con los codos estirados. Baje el busto hacia el suelo hasta casi tocarlo con la barbilla y suba estirando los codos para levantar el cuerpo.

B) Ejercicios para hacer de pie

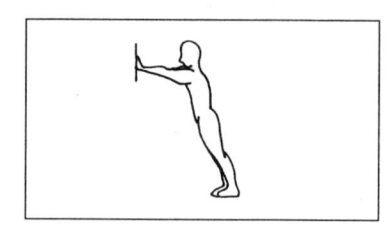

1) Flexiones ligeras (pectorales, hombros, tríceps)
Póngase de pie frente a una pared a una distancia de un metro y apoye las palmas de las manos sosteniendo todo el peso del cuerpo. Doble los codos hasta que la cara llegue casi a tocar la pared y luego estírelos para volver a la posición inicial. Deje caer de nuevo el cuerpo hacia la pared acercando mucho la cara.

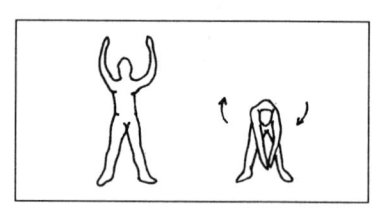

2) Circunducción del busto
Partiendo de la posición vertical, con los brazos en alto, haga un giro completo del busto hacia la derecha y luego hacia la izquierda describiendo un amplio círculo.

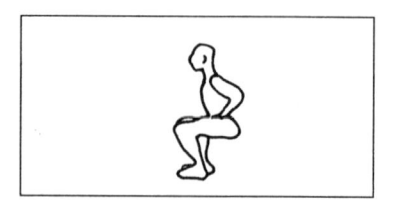

3) Cuádriceps
Con los pies separados a la distancia de los hombros y las puntas de los pies hacia delante, apoye las manos en las caderas. Luego pliegue las piernas hasta que queden paralelas al suelo manteniendo siempre la espalda recta y vuelva a la posición inicial estirando las piernas.

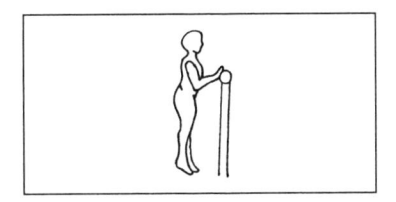

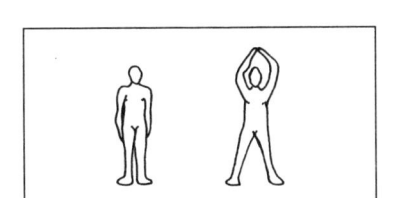

4) Pantorrillas
Estire bien las rodillas y póngase de puntillas al máximo posible, luego vuelva a bajar los talones al suelo. Si tiene problemas de equilibrio puede apoyarse ligeramente con las manos en una pared o una superficie horizontal pero intentando no usar la fuerza de las manos ni los brazos. El ejercicio también puede hacerse sobre una pierna.

5) Saltos
Póngase de pie con los pies juntos y los brazos a los costados del cuerpo. Salte estirando las piernas y alzando los brazos al mismo tiempo hasta unir las palmas arriba. Vuelva a la posición inicial.

C. Ejercicios específicos para las extremidades inferiores (también se pueden hacer con pesas ligeras sobre las pantorrillas para aumentar la resistencia)

I) BOCA ABAJO

1) Glúteos (I)
Tendido boca abajo con las manos bajo la barbilla, estire la pierna derecha hacia arriba y vuelva a la posición inicial. Haga el ejercicio 10 veces y luego cambie de pierna.

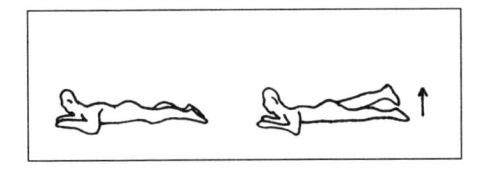

2) Glúteos (II)
En la misma posición que el ejercicio precedente, desplace la pierna derecha estirada lateralmente, levántela un poco del suelo, y vuelva a la posición inicial. Haga el ejercicio 10 veces y luego cambie de pierna.

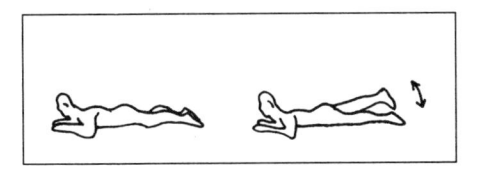

II) POSICIÓN SOBRE EL COSTADO DERECHO

(intente mantener la zona lumbar firme; después de haber hecho los tres ejercicios sobre el costado derecho, cambie de lado)

1) Tiéndase sobre el costado derecho con la pierna derecha plegada y la izquierda estirada flexionando el pie hacia arriba; levante la pierna izquierda hacia arriba y vuelva a colocarla en la posición inicial. Repita 10 veces.

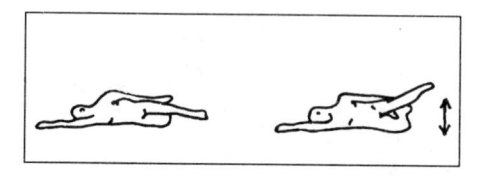

2) En la misma posición que el ejercicio anterior, flexione la pierna izquierda hacia delante, doblando la cadera y la rodilla, y luego estírela de nuevo. Repita 10 veces.

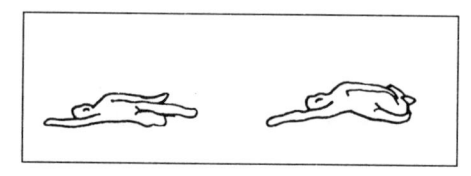

3) En la misma posición, con la pierna izquierda estirada y el pie flexionado hacia arriba, trace 10 círculos en un sentido y 10 en el otro.

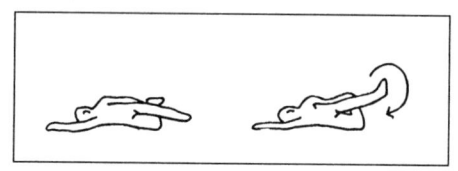

III) POSICIÓN SUPINA (BOCA ARRIBA)

1) Con las piernas estiradas hacia arriba, desplace lateralmente una y vuelva a la posición de piernas juntas. Alternar ambas piernas. Repetir 10 veces.

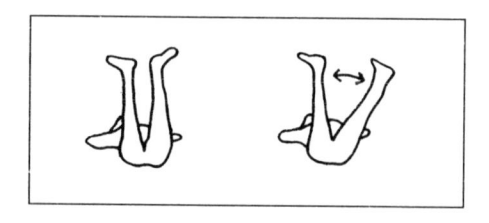

2) Con las piernas estiradas hacia arriba, abrirlas y cerrarlas 10 veces.

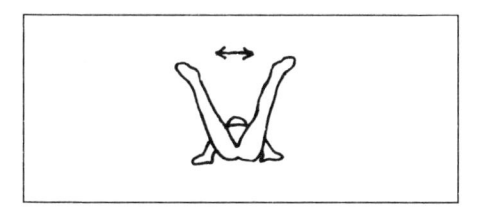

Ejercicios con pesas libres

Se aconseja el uso de cinturones para sostener la zona lumbar cuando se practiquen los ejercicios siguientes.

A. Ejercicios para hacer tendido o sentado sobre un banco

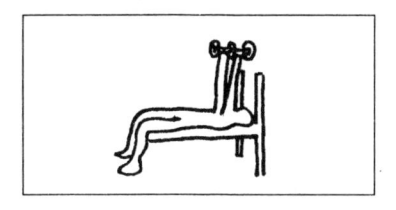

1) Pectorales, deltoides, cuádriceps
Tiéndase con la espalda sobre un banco y los pies sobre el suelo sosteniendo una barra con los brazos estirados y separados a una distancia un poco superior que la de los hombros. Cuando inspire baje los brazos hacia el pecho y luego vuelva a la posición inicial espirando.

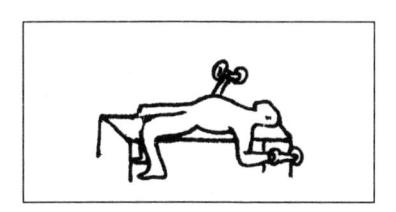

2) Pectorales
En la misma posición que el ejercicio precedente, tome dos pesas con las palmas hacia arriba y los codos doblados y abiertos al máximo posible lateralmente. Manteniendo los codos flexionados, levante las pesas hacia arriba trazando un arco hasta que se unan delante del pecho. Luego bájelas hasta volver a la posición inicial. Expire al levantar las pesas e inspire al bajarlas.

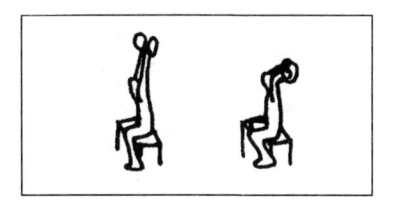

3) Tríceps
Siéntese en un banco con la espalda recta y tome dos pesas manteniéndolas adosadas; levántelas extendiendo totalmente los brazos y bájelas por detrás de la cabeza, manteniendo los codos en su posición. Inspire cuando doble los brazos y espire cuando los estire.

133

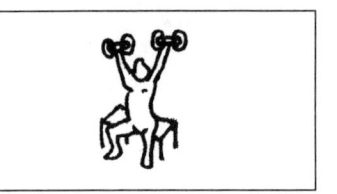

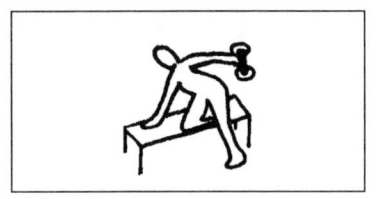

4) Tríceps y deltoides
Siéntese en un banco o bien de pie y lleve dos pesas a la altura del pecho; desde ahí levántelas por encima de la cabeza estirando por completo los codos. Luego bájalas hasta la posición inicial, es decir, hasta el pecho. Espire cuando levante las pesas e inspire al bajarlas.

5) Pectorales
En la misma posición que el ejercicio precedente, tome unas pesas con las palmas hacia arriba y los codos plegados y abiertos al máximo lateralmente. Manteniendo los codos plegados levante las pesas hacia arriba trazando un arco de forma que se junten sobre el pecho. Luego bájalas hasta la posición inicial. Espire cuando levante las pesas e inspire al bajarlas.

B. Ejercicios para hacer de pie

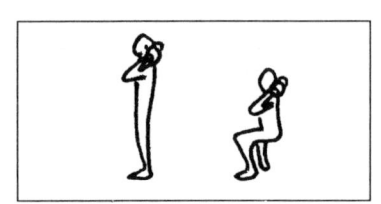

1) Cuádriceps y glúteos
Con los pies a una distancia cómoda, aguante dos pesas sobre los hombros. Partiendo de la posición vertical e inspirando, doble las piernas hasta que los muslos queden paralelos al suelo. Espire estirando las rodillas para volver a la posición inicial.

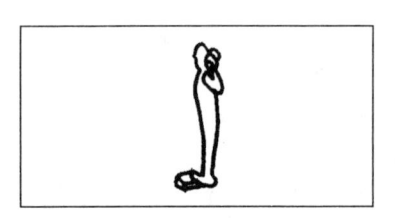

2) Pantorrillas
Con los dedos de los pies apoyados sobre una cajita de madera o sobre un libro con los talones sobre el suelo, sostenga dos pesas sobre los hombros. Inspirando levántese lo máximo posible sobre las puntas de los pies para luego regresar a la posición inicial espirando.

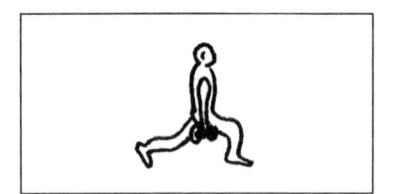

3) Cuádriceps
Con los brazos a los costados del cuerpo, tome una pesa en cada mano y dé un gran paso hacia delante con la pierna derecha, manteniendo la espalda recta y flexionando la rodilla derecha (de forma que la parte inferior de la pierna quede perpendicular al suelo). Vuelva a la posición inicial inspirando. Repita alternando las piernas.

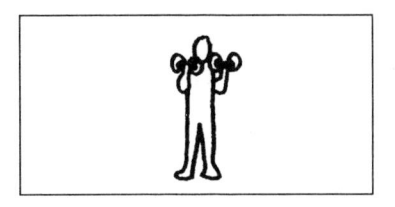

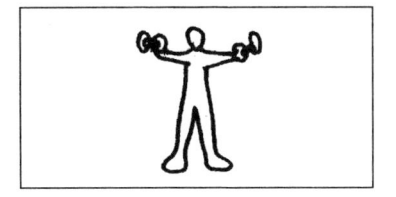

4) Bíceps
Con los pies separados a una distancia cómoda y las rodillas un poco flexionadas, tome dos pesas desde abajo. Pliegue completamente los codos manteniéndolos cerca de los costados y levante las pesas hasta el pecho mientras espira. Intente no levantar los hombros ni inclinar la espalda hacia atrás. Vuelva a la posición inicial mientras inspira.

5) Deltoides, bíceps y muñecas
Tome dos pesas con los brazos estirados a los costados del cuerpo. Con los codos ligeramente flexionados y manteniendo la espalda recta, mientras espira, levante las pesas lateralmente hasta la altura de los hombros con las muñecas hacia arriba. Luego bájalas hasta la posición inicial mientras inspira.

Apéndice C

Consejos a los terapeutas sobre cómo utilizar el programa

Si está interesado en usar este programa, hay dos formas de hacerlo:
a. Seguir al paciente en un programa de autoayuda guiada.
b. Aplicar una terapia diferente o más compleja y animar al paciente a que utilice por sí solo el programa (autoayuda + ayuda terapéutica).

Autoayuda guiada
Algunas investigaciones que se han llevado a cabo en Inglaterra y un estudio piloto que hicimos con mi equipo han demostrado que la autoayuda guiada es una forma de tratamiento muy eficaz. Este tipo de cura puede considerarse el primer paso en el tratamiento de la obesidad porque es breve, muy económica y bastante fácil de seguir. Para aplicar la autoayuda guiada no es necesario ser un especialista en el tratamiento de la obesidad; basta con tener buenos conocimientos sobre el programa y el manual. El estudio que se hizo en la universidad de Oxford demostró que también se habían registrado buenos resultados en personas afectadas por el trastorno de la alimentación incontrolada, seguidas por médicos de cabecera que habían llevada a cabo un breve curso de formación sobre la utilización del programa.

La autoayuda guiada implica que la persona afectada por un problema alimenticio siga el programa apoyado con citas terapéuticas. Según mi experiencia, para la aplicación de este programa son suficientes 9 ó 10 visitas de unos 20 minutos, cada dos semanas. Como la autoayuda guiada prevé que el paciente sea su propio terapeuta, el papel que desempeña el médico no es decisivo sino que es un apoyo para la ejecución del programa. En la práctica, el médico ayuda al paciente a valorar sus progresos, le da ánimos y, en los momentos comprometidos, le ayuda a identificar los problemas y a resolverlos.

Dado que una de las tareas más importantes del terapeuta que conduce la autoayuda guiada es mantener siempre viva la motivación del paciente, es necesario que cada visita empiece con una revisión del diario y una constatación de los progresos logrados. El terapeuta también deberá asegurarse de que el paciente haya hecho todas las tareas previstas en cada paso, y para ello la sección «Síntesis de las actividades del paso» puede servirle. También tendrá que cerciorarse de que el paciente siga el programa a buen ritmo, ni demasiado rápido ni demasiado lento, y para evaluar este aspecto puede serle útil la sección «Cuándo pasar al paso siguiente», que aparece al final de cada paso. La última tarea del terapeuta consiste en prestar especial atención al hecho de que el paciente sea fiel a los objetivos del programa, es decir, modificar el estilo de vida para obtener el peso adecuado. Sin embargo, es importante que el terapeuta que conduce la autoayuda guiada se mantenga en un segundo plano porque es el paciente quien debe ser responsable del programa y de su propio cambio.

Autoayuda + ayuda terapéutica
En esta modalidad, un especialista en el tratamiento de la obesidad anima a su paciente a que siga el programa con las técnicas de la autoayuda.

Hasta ahora no se han hecho estudios que hayan comparado el programa con o sin manuales escritos, pero la impresión general es que los manuales pueden ser útiles por numerosas razones:
- Un manual puede proporcionar una educación fundamental en las áreas más importantes del control del peso (como la nutrición, la actividad física, la psicología del cambio). Puesto que son pocos los profesionales expertos en todas estas áreas relevantes, un libro puede ofrecer a los terapeutas con un *background* cultural variado un programa completo aunque no tengan una formación ecléctica.
- Muchas veces los pacientes no se acuerdan de todos los datos que salen a la luz en las visitas al terapeuta. Tener a su disposición informaciones accesibles en cada momento puede aumentar la posibilidad de que sean útiles para modificar el comportamiento.
- En algunos casos, los encuentros con el terapeuta pueden variar con respecto a lo que está previsto en el programa porque aparecen temas que en un momento preciso pueden ser importantes para el paciente; saber que todas los datos necesarios están en el manual permite tanto al terapeuta como al paciente ser más flexibles en cuanto a los temas que se tocan en grupo o individualmente.

- Numerosos pacientes utilizan el manual después de haber terminado el tratamiento en forma de autoayuda, lo cual puede servirles para mantener viva la motivación y persistir en las modificaciones conductuales necesarias para controlar el peso corporal a largo plazo.
- Los miembros de la familia y los amigos pueden leer el manual o incluso el paciente o el terapeuta pueden pedirles que lo lean; así puede aumentar el apoyo social que, como hemos visto, es importante en muchos casos para el buen funcionamiento del programa.

La opinión general es que el material escrito debe considerarse como un verdadero «libro de trabajo»: los apuntes importantes deberán subrayarse e incluso cabrá introducir señales o anotaciones al margen del texto para ayudar a recordar las modificaciones cognitivas y conductuales que hay que hacer.

Apéndice D

Algunos consejos a los familiares y amigos

Si ha comprado este libro porque un familiar o un amigo suyo tiene problemas de obesidad, deberá leer el capítulo «Antes de empezar», que ilustra el concepto de peso adecuado y explica por qué es tan difícil para su amigo o pariente perder peso.

El libro presenta un programa de autoayuda muy eficaz para la curación de la obesidad; está basado en la teoría cognitivo-conductual y en mi experiencia clínica.

Si usted cree que es verdaderamente necesario que su amigo o familiar pierda peso pero nunca ha tratado el tema con él, aunque esté en su derecho el decidir curarse o no, es muy importante que consiga convencerlo de que debe reunir información científica sobre su problema. No existen sugerencias infalibles para conseguir ese objetivo pero siempre es necesario dar muestras de mucha sensibilidad y amabilidad. Intente tener presente que, en muchos casos, la persona que padece obesidad suele sentirse avergonzada por su problema. Le sugiero que hable en privado con esa persona y le diga que ha comprado un libro que ofrece una nueva forma de afrontar el problema de la obesidad, que introduce el nuevo concepto del peso adecuado y proporciona información sobre cómo conseguir resolver de forma definitiva el problema del peso. A partir de ese momento podrá regalarle el libro y pedirle que lo lea. En muchos casos ese simple hecho puede ayudar, pero si recibe un rechazo no se desanime, vuelva a intentarlo amablemente en otra ocasión.

Si su amigo o familiar padece obesidad pero no sigue un tratamiento, antes que nada deberá preguntarse qué tipo de ayuda podría ofrecerle. Eso dependerá de si la persona manifiesta intenciones de cambiar y curarse, o no. Si no quiere cambiar o tiene dudas, podría ser útil que leyeran juntos la sección «Antes de empezar» y sopesaran las ventajas y desventajas de adelgazar.

Si su familiar o amigo decide recurrir a un terapeuta, puede usted ayudarle a buscarlo y, una vez iniciada la terapia, tendrá que asumir el papel que le recomiende ese terapeuta.

Si su familiar o amigo decide seguir el programa por sí solo, entonces no haga nada porque esa elección prevé que la persona que padece obesidad se convierta en su propio terapeuta. Pero, de todas formas, puede preguntarle si puede ayudarlo y ha de estar siempre dispuesto a apoyarlo en los momentos difíciles que inevitablemente aparecerán en el proceso de cambio.

Si la persona decide seguir el programa en forma de autoayuda guiada, le aconsejo que intente buscar un terapeuta que adopte el papel de guía; si eso no es posible y su amigo o familiar no se ve capaz de seguir el programa por sí solo y le pide ayuda con insistencia, entonces tendrá que ser usted quien adopte el papel de guía. Para hacerlo deberá seguir los consejos que aparecen en el apéndice C.

A continuación se incluyen unos consejos generales para familiares o amigos de la persona que está siguiendo un programa enfocado hacia la pérdida de peso.

Algunos consejos a familiares y amigos de la persona que está siguiendo un programa con el objetivo de perder peso
Los familiares y amigos deberían evitar:
- Esconderle la comida a la persona que intenta perder peso
- Amenazarlo o emplear castigos
- Reforzar los comportamientos negativos
- Evitar las situaciones sociales porque hay un familiar que sigue una dieta
- Esperar la perfección o que el paciente se cure de la obesidad al 100%
- Criticarlo o usar refuerzos negativos
- Facilitarle las transgresiones y las actitudes indulgentes
- Representar el papel de víctima o mártir

Los familiares y amigos pueden:
- Crear un ambiente relajado
- Mantener una actitud positiva y optimista
- Hablar con otras personas que se encuentran en la misma situación
- Preguntarle al que intenta perder peso cómo puede ayudarle
- Reforzar los comportamientos positivos
- Aprender a aceptar los resbalones o las transgresiones

- Desarrollar actividades físicas junto a la persona que sigue el tratamiento
- Crear un ambiente en el que haya pocos estímulos alimenticios
- Crear nuevos intereses con el familiar que está intentando perder peso
- Intentar pasar momentos agradables junto a esa persona
- Aceptar el peso adecuado de su amigo o familiar
- Animar al que intenta controlar su peso a que no abandone nunca el programa.